KB142791

게으른 헬스

1주일에 단 2시간!
게으르게 운동해서 상위 10% 몸짱 되는 방법

계으른 헬스

Lazy Health

비컵남자
(홍순천)
지음

HUDDLING BOOKS

Q. 일 년은 몇 시간인가?
A. 8760시간.

'''

Q. 상위 10%의 몸매를 갖기 위해 1년간 내가 운동한 시간은?
A. 104시간.

'''

Q. 그럼, 그 시간을 일주일로 나눠 계산하면?
A. 일주일에 딱 2시간.

'''

그렇다.

나는 일주일 단 2시간으로 상위 10% 몸짱이 되었다.

몸이 좋아지고 싶은 당신에게

"형은 운동 루틴이 어떻게 돼?"

"작가님은 일주일에 두 번 운동하면서 어떻게 몸 관리를 잘하죠?"

"운동 너무 어렵네요. 한 달 쉬니까 근 손실이 와서 근육 다 빠졌어요."

오늘도 운동 후 사진을 올리자 SNS로 메시지가 왔다.

나는 탈일반인 기준인 3대 500을 달성했으며, 근육량도 40kg이 넘는다. 운동을 하기 전, 여자들에게 듣는 칭찬은 단 하나였다. '너는 어떻게 다리가 나보다 더 예쁘냐?'와 같은 칭찬 아닌 칭찬 말이다.

이제는 예전 여자 친구에게 나를 왜 만나냐고 물어보니, '몸이 좋아서!'라는 답변이 돌아오기도 했다. 모임에 가면 무슨 운동 하냐는 얘기를 가장 먼저 듣는다.

운동을 열심히 했냐면, 그건 아니다. 진짜 게으르게 했다. 믿거나 말거나, 난 일주일에 단 2번만 운동했다. 그럼 '한 번 운동할 때 진짜 끝을 봤나보다', '이틀 동안 오전·오후 나눠서 운동했지? 그럼 4번이잖아!'라고 생각할지 모른다.

사실 나는 한 번 운동할 때, 딱 한 시간에서 한 시간 반만 했다. 내가 일주일 단 2시간으로 3대 500을 달성했다고 하면 사람들은 깜짝 놀란다. 놀라움은 그것뿐만이 아니다.

운동을 하면서 생활 수준이 양적, 질적으로 상승했다. 여기서 양이라는 것은 수입을 얘기한다. 한 달 1백60만 원을 벌던 나는 최근 연소득 1억 원을 돌파했다. 직업의 특성상 모두가 순수익이다.

질이라는 것은 정신을 얘기한다. 이전엔 매일 아침 눈을 뜨는 게 싫었다. 그러나 운동을 시작한 후에는 나에게 일어난 이 놀라운 변화에 감사함을 느끼며 기분 좋게 눈을 뜬다. 이미 수많은 연구에서 운동은 몸뿐만이 아니라, 정신에 더 큰 효과가 있다는 것이 증명되었다.

이처럼 헬스를 하며 변화하고 느꼈던 점을 사람들과 공유하고 싶다는 마음에 2019년부터 인스타그램에 만화를 그려 올렸다. 인스타툰 계정 〈머슬툰〉의 구독자는 현재 무려 5만 명에 이른다.

〈머슬툰〉을 그리며 많은 사람들이 운동 때문에 스트레스를 받는다는 사실을 알게 되었다. 독자들 중에는 2030이 가장 많은데, 일이나 학업만큼 스트레스가 크다고 한다. 출근 전에는 회사 걱정, 퇴근 시간이 다가오면 운동 걱정.

나는 솔직히, 운동이 진짜 쉽다고 생각한다.

인생을 살면서 운동만큼 쉬운 걸 본 적이 없다. '운동보다 세상에 힘든 게 엄청 많다!', '운동은 별게 아니다!'와 같은 꼰대 마인드로 얘기하는 게 아니다. 몇 가지 과학적인 근거와 방법을 알게 되면, 모든 운동 고민은 깔끔하게 해결된다.

내가 중학교 때는 키 순서로 번호가 매겨졌다. 키가 작았던 나는 언제나 1번을 도맡아 했다. 남중이라는 사회에서 키와 덩치는 곧 계급이었다. 공부를 잘하거나, 얼굴이 뛰어나게 잘 생기면 덩치를 커버할 수 있다. 애석하지만 두 가지 다 나에겐 해당 사항이 없었다.

하루는 생전 처음 보는 옆 반 학생과 눈이 마주친 적이 있다. 눈을 피하지 않았다고 반 아이들이 모두 지켜보는 데서 뺨을 맞았다. 아무 말도 할 수 없었다. 상대방이 나보다 힘이 세 보였기 때문이다. 2학년 때는 왕따까지 당했다. 허구한 날 일진들에게 불려가 흠씬 두들겨 맞았다.

그 시절 나의 연애 사정 또한 좋지 않았다. '어좁대두멸치(어깨가 좁고 머리가 큰 멸치처럼 마른 인간)'인 나는 당연히 여자한테 인기가 없었다.

고등학교 때, 짝사랑하는 여자애가 있었다. 한 번은 그 여자애 집 앞까지 쫓아가서 냅다 고백을 했다. 그 여자애가 한 말은 지금도 생생하게 기억이 난다.

"나는 너보다 해리포터가 더 좋아."

성인이 되어 키는 177cm가 되었지만, 여전히 몸무게는 59kg이었다. 여자애들은 내 옆에 서서 자기 다리와 비교하며 놀렸다. 왜소한 체격 때문인지, 길거리에선 언제나 어깨빵을 당했다. 어깨빵을 한 사람한테 사과는커녕, '아 X발!'하는 쌍욕을 들었던 기억이 선명하다.

운동을 시작하고 3년째가 되던 해, 처음으로 어깨빵을 한 사람한테 사과를 받았다. 1년에 한두 번쯤 어깨빵을 당하는 것 같은데(내가 원해서 부딪힌 적은 한 번도 없다), 모두 먼저 사과를 받았다. 최근 3년간은 누군가와 어깨가 스친 적도 없다.

'나도 정상적인 사람을 만나 정상적인 연애를 할 수 있을까?'

운동을 하고 자신감이 붙으면서 이성과의 만남에 대해서도 희망이 보이기 시작했다. 운동을 하기 전, 짝사랑 전문가였던 나에게 정상적인 연애는 불가능할 거라고 생각했었다. 지금은 이성에게 먼저 연락이 온다. 운동을 하기 전보다 외모나 능력이 훨씬 뛰어난 사람들과 만난다.

나는 최적의 운동 시간이 1시간에서 1시간 반, 일주일에 딱 2번이면 충분하다고 생각한다. 이 책을 구매한 사람은 몸이 좋아지고 싶은 사람일 것이다. 하지만 마음대로 되지 않아 이 책을 사게 되었을 것이다. 나도 몸이 좋아지고 싶었기 때문에 그 마음을 잘 안다.

헬스장은 매일매일 가기 싫고, 꾸준히 운동하는데도 몸은 제자리걸음인 것 같다. 학업, 인간관계, 사회생활과 운동을 병행하는 건 절대 쉬운 일이 아니다. 투자한 시간만큼 효율도 안 나는 것 같다. 또 헬스장에 이상한 사람들은 왜 꼭 한둘씩 있는지, 내가 운동 못해서 사람들이 나만 쳐다보는 건지, 헬스장만 가면 왠지 주눅이 든다.

수많은 헬스 유튜브 채널과 책에서는 어깨 넓어지는 운동법, 엉짱 되는 운동법에 대해 소개한다. 그 영상대로만 운동하면 몸이 좋아질까? 건강한 몸과 건강한 정신을 가질 수 있을까?

운동은, 정말 삶을 나아지게 할까?

Chapter 03
멸치에서 3대 500이 되다

Chapter 04
몸짱을 만드는 지도 : 구경꾼

Chapter 07
평생 몸짱을 만드는 지도 : 게으른 헬스

Chapter 08
좋은 몸은 방법이 아니라 실행에 있다

Chapter 01

몸짱이라는 거짓말

**"최소 노력으로 최대 근육,
간단히 말해 가성비 근육."**

01
평생 몸짱으로 살아가는
지름길은 있다

먼저, 이 책에선 상위 0.001% 몸짱이 될 수 있는 방법은 나오지 않는다. 마찬가지로 '3대 운동 잘하는 방법', '이상적인 탄단지 비율', '닭 가슴살을 먹어라'와 같이 일반적인 운동 책에서 볼 수 있는 내용은 없다.

실제로 나는 탄단지를 지키면서 운동한 적이 없다. 제일 싫어하는 단백질원이 닭 가슴살이다. 3대 500을 찍었다 해도, 가르치는 건 경험 많은 트레이너를 따라갈 수 없다. 심지어 요즘은 데드리프트도 안 한다.

나는 오로지 최소 노력으로 최대 근육을 뽑아내는 것에만 집중했다.

아마 나보다 뛰어난 몸을 가진 사람은 많을 것이다. 하지만 나만큼 최소한의 노력을 들여서 몸짱이 된 사람은 아주 드물 것이다. 그리고 그 과정을 알기 쉽게 책으로 전달할 수 있는 사람은 나밖에 없을 것이라 생각한다.

확실히 하고 싶은 게 하나 있다. 나는 이 책으로 상위 0.001% 몸짱이 될 수 있다고 주장하는 게 아니다. 남들보다 좋은 몸을 지녔다고 하더라도 나는 상위 0.001%에 해당하는 몸짱도 아니고, 그렇게 될 수 있는 방법도 모른다. 하지만 상위 10% 안에 드는 몸짱은 된다고 생각한다. 그리고 그 방법을 이 책에 모두 담았다.

요즘 몸짱이 발에 치이는 이유

우리는 유튜브나 방송 매체를 통해 몸이 좋은 사람들을 쉽게 접할 수 있다. 거기서 끝이 아니다. SNS 세상 속에서도 눈이 번쩍 뜨이는 완벽한 몸매를 지닌 사람들의 사진이 매일 수도 없이 올라온다.

그들의 몸을 보다 보면 이 세상 모든 사람들이 나보다 몸이 좋은 것만 같다. 하지만 곰곰이 생각해 보자. 우리가 활동하는 바로 지금, 당신의 주변에서 몸짱을 얼마나 볼 수 있을까?

일단 선수들이나 트레이너들은 몸으로 먹고사는 사람들이다. 운동이 직업이 아닌 일반인보다 몸이 좋은 것은 당연하다. 몸이 좋아야만, 다른 사람들보다 더 많이 운동해야 돈을 벌 수 있는 직업인 것이다. 따라서 일반인들과는 비교 대상이 되지 않는다.

"일반인 중에도 몸 좋은 사람들이 얼마나 많은데?"

"우리 헬스장에는 운동과 관련 없는 직업인데도 몸 좋은 사람들이
   많던데?"

이러한 의문을 제기하는 사람도 분명 있을 것이다. 그럼 이렇게
되묻고 싶다. 당신이 평범하게 집 주변을 돌아다닐 때, 몸짱을 몇 명
이나 볼 수 있는가?

사람들은 관심이 있는 대상에 시선이 가게 되어 있다. 당신은 운
동에 관심이 있으니 당연히 몸 좋은 사람만 보인다. 헬스장에서 몸
이 좋은 사람이 눈에 들어오는 건, 반대로 그를 제외한 헬스장 대부
분 사람들이 평범한 몸을 가지고 있기 때문이다. 모두가 몸이 좋아
지러 온 헬스장에서도 몸짱은 소수에 불과하다. 평범하게 거리를 다
닐 때 눈에 띄는 몸짱은 헬스장보다도 훨씬 극소수인 걸 알 수 있다.

일반인들에게는 일주일 5번은커녕, 헬스장까지 가는 것 자체가
운동이다. 온라인 커뮤니티에서 화제를 모았던 사진이 있다. 어떤
헬스장 입구에 적혀 있는 문구였다. '헬스에서 가장 힘든 운동은 헬
스장에 오는 것입니다. 가장 어려운 것을 하셨으니, 이제 쉬운 걸 해
보겠습니다!'라는 문구였다. 수많은 사람들이 그 문구에 공감의 댓
글을 남겼다.

운동을 나가는 사람들 중 어떤 이들은 운동을 숙제처럼 생각한다.
한 번이라도 빼 먹으면 주말에 편히 쉴 수가 없다. 어떤 날은 너무

운동이 가기 싫어서 갈까 말까 고민하는 데 30분을 허비하기도 한다. 나는 운동복을 챙겨 입고 헬스장 앞까지 갔다가, 너무 하기 싫어서 다시 돌아온 적도 여러 번 있다.

아주 다행인 점은 운동선수는 상위 0.001%가 되어야 살아남을 수 있지만, 일반인들은 상위 10% 몸만 돼도 평생 몸 좋다는 얘기를 들으며 살아갈 수 있다는 것이다.

더닝 크루거 효과

좋은 몸에 대한 기준은 누구나 다르다. 개인적인 경험이지만, 운동을 해보지 않은 사람이 해 본 사람보다 좋은 몸의 기준이 오히려 더 높은 경향이 있다. 이를 잘 나타내는 것이 바로 '더닝 크루거 효과'라는 것이다.

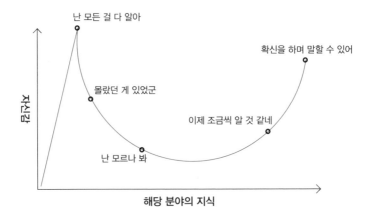

'더닝 크루거 효과'는 코넬 대학교 사회심리학 교수인 데이비드 더닝David Dunning과 대학원생 저스틴 크루거Justin Kruger의 이름을 따서 만들어진 용어다. 능력이 없는 사람은 자신의 실력을 실제보다 높게 평가하는 반면, 능력이 있는 사람은 오히려 자신의 실력을 과소평가하는 것을 뜻한다. 이는 운동에도 적용된다.

'좋은 몸'에 대한 기준은 사람마다 다르다. 그렇기 때문에 상위 10% 몸에 대해서도 의견이 분분할 수 있을 거라고 생각한다. 특히, 운동을 많이 해보지 않은 사람들은 저자의 몸에 대해서도 이의를 제기할 수 있다.

"당신이 상위 10% 몸짱이라고? 그렇게 안 보이는데?"

어느 한 인터넷 커뮤니티에 3대 500을 치는 사람은 상위 몇 퍼센트인지 물어보는 글이 있었다. 이에 대한 의견은 분분했다. 해당 수치를 높게 평가하는 사람은 3대 500이 상위 0.1%라고 대답했다. 반면, 3대 500을 낮게 보는 사람은 상위 5% 정도라고 대답했다. 평균치는 상위 1% 정도. 명확한 수치를 놓고서도 이토록 의견이 달랐다. 조금 더 정확한 자료를 찾아보았다.

스쿼트 – 성인 남성

체중	무경험자	초심자	중급	고급	엘리트	세계 기록
52	35.0	65.0	80.0	107.5	145.0	240
56	37.5	70.0	87.5	117.5	157.5	245
60	40.0	77.5	92.5	127.5	167.5	250
67	45.0	85.0	105.0	142.5	185.0	265
75	50.0	92.5	112.5	155.0	202.5	300
82	55.0	100.0	122.5	167.5	217.5	345
90	57.5	105.0	130.0	177.5	230.0	365
100	60.0	110.0	135.0	185.0	240.0	374
110	62.5	115.0	140.0	192.5	250.0	390
125	65.0	117.5	145.0	197.5	257.5	410
145	67.5	122.5	147.5	202.5	262.5	419
145+	70.0	125.0	150.0	207.5	270.0	491

스쿼트 – 성인 여성

체중	무경험자	초심자	중급	고급	엘리트	세계 기록
44	20.0	37.5	45.0	60.0	75.0	127
48	22.5	40.0	47.5	65.0	80.0	136
52	25.0	45.0	52.5	67.5	87.5	155
56	25.0	47.5	55.0	72.5	90.0	157
60	27.5	50.0	60.0	77.5	95.0	164
67	30.0	55.0	62.5	85.0	105.0	178
75	32.5	57.5	67.5	90.0	115.0	194
82	35.0	62.5	75.0	97.5	122.5	200
90	37.5	67.5	80.0	105.0	132.5	210
90+	40.0	72.5	85.0	110.0	137.5	232

위의 자료를 보면 자신의 운동 수준이 어느 정도인지 쉽게 알 수 있다. 필자의 경우 스쿼트 기록이 180이기 때문에 고급과 엘리트 사이의 수준이라고 할 수 있겠다.

또한, 중량 운동의 본고장인 미국에서는 이른바 '1천 파운드 클럽'이라는 말이 있다. 3대 운동으로 1천 파운드(약 450kg)를 들어 올리면 운동 꽤 하는 사람이라는 말을 듣는 것이다. 1천 파운드 클럽 기준보다 무게가 50kg이 더 많으니 상위 10%에 들어가고도 남을 것이다. 필자가 상위 10% 몸이라는 데 이견이 없길 바란다.

위의 표를 보고 자신의 중량이 생각보다 낮아서 실망하는 사람은 없길 바란다. 헬스는 중량 운동이긴 하지만, 좋은 몸을 만드는 일은 꼭 중량과 비례하지 않는다. 가벼운 중량으로도 무거운 중량으로 운동하는 사람보다 더 좋은 몸을 만든 사람들이 얼마든지 있다.

자료는 어디까지나 참고용이니 맹신하지는 않았으면 한다. 세계 기록같은 경우, 현재의 기록과 차이가 있는 부분도 있다. 조금 더 자세한 내용을 알고 싶은 사람은 론 킬고어Lon Kilgore 박사가 2005년 〈브리티시 메디컬 저널〉에 게시한 스트렝스 기준표를 찾아보면 된다.

02
이 책이
필요한 유형

나는 이 글을 읽고 있는 사람의 교육 수준, 학력, 가치관, 성별, 나이 등에 대해 아무것도 모른다. 그래서 이 글을 읽고 있는 당신을 다음과 같이 가정했다.

-당신은 자신의 몸이 어딘가 부족하다고 생각한다.

-당신은 시간이 부족하다는 말을 입에 달고 산다.

-당신은 헬스장에 갈 때마다 어쩐지 불편한 기분을 느끼곤 한다.

-당신은 몸짱을 볼 때마다 궁금하다. '어떻게 하면 저런 근육을 가질 수 있지?'

-당신은 무기력한 기분을 자주 느낀다. 때로는 방 바깥으로 나가는 것도 힘들게 느껴지곤 한다.

-당신은 정신의학과를 가 본 적이 있거나, 현재 우울증 약을 먹고 있다.

-당신은 나이가 들었고 남들보다 늦게 운동을 시작했다. 근육은 없고, 가족, 배우자, 회사 일에 치여 운동하기 어렵다.

-당신은 헬스장에서 1년 이상 운동했지만, 몸은 딱히 변한 것 같지 않다.

-당신은 한 때 몸이 좋았었지만, 운동을 꾸준히 하지 못해 예전만 못한 상태다. 다시 시작하려니 엄두가 안 난다.

-당신은 PT를 받았던 적이 있거나 받고 있다. 평생 PT를 받을 돈은 없고, PT가 끝나면 어떻게 운동해야 할지 막막하다.

-당신은 운동을 왜 해야 하는지 모른다.

-당신은 스스로가 이성에게 인기가 없다고 생각한다.

－당신은 직장이나 학교에 나를 무시하는 사람이 있다
고 생각한다.

성별, 가치관 등을 막론하고 이 중 당신에게 해당하는 사항이 있다면 이 책은 분명 당신에게 도움이 된다. 나는 이 책에 나오는 방법을 발견하기까지 수많은 기회비용을 지불해야 했다. 당신은 나처럼 몇 달, 몇 년이라는 시간을 허비하지 않아도 된다. 처음부터 몸짱들의 비밀을 알고 운동하므로, 시행착오를 겪을 필요도 없다.

하지만 그 전에, 왜 대부분의 사람이 좋은 몸을 갖는 데 실패하는지 살펴보자. 원래 정답 노트보다 오답 노트에서 배우는 게 더 많은 법이니까.

03
당신이 꼭 알아야 하는
다섯 가지 운동 유형

'몸짱'이 되려면 도대체 얼마나 운동을 해야 하나요? 조금 더 쉬운 방법은 없나요?

〈머슬툰〉을 그리기 시작하면서 많이 받은 질문 중 하나다. 사람들은 남들이 부러워할 만한 멋진 몸을 늘 꿈꾸지만, 이를 어떻게 이뤄내야 할지 몰라 갈팡질팡한다. 무작정 운동을 하다보면 언젠가는 되겠지 싶어 노력했으나, 시간이 지날수록 넘쳐나던 의욕은 사라지고 그 자리를 귀찮음이 대신 차지한다. 그리고 다음과 같은 핑계를 대며 평생 자신을 속인다.

"운동해도 몸이 좋아지지 않더라."

"오히려 운동 때문에 건강을 망쳤어."

"운동하는 데 드는 돈과 시간이 너무 많아."

"나도 너 나이 때는 운동 열심히 하고 몸도 좋았지."

차라리 핑계가 나았을까? 기대에 미치지 못한 자신을 평생 탓하며 사는 사람도 있다.

"나는 의지박약 쓰레기야."

"내가 작심삼일 일 줄 알았지."

"항상 이렇지 뭐. 난 뭘 해도 안 될 거야."

초반의 굳은 결심과 달리 왜 매번 우리는 꾸준히 운동하기에 실패할까? 도대체 어떻게 해야 실패하지 않고 열심히 운동해 건강한 몸을 지닐 수 있는 것일까? 이해를 돕기 위해 운동 유형을 총 다섯 가지로 나눠보았다.

1. 구경꾼

2. 소액 기부자

3. 거액 기부자

4. 단거리 선수

5. 마라토너

이 다섯 가지 운동 타입 중 대부분의 사람은 1번 또는 3번에 그치고 만다. 그 이유는 무엇일까?

04
구경꾼 : 영원히 출발선에
서지 못하는 사람들

A 씨는 자신의 몸에 아무런 불만이 없었다. 늘 평균이
라고 생각했다. 그래서 운동의 필요성 같은 건 느끼지
못하고 살았다.

처음 몸에 이상을 느낀 건 대학생 때였다. 필기를 오래
하다 보면 목이 쑤시곤 했다. 취업할 때까지만 참기로
했는데, 막상 취업하고 나니 이번엔 허리였다. 앉아서
업무를 하는 시간이 길어지다 보니 오랜 시간 앉아 있
으면 불편했다. 언젠가부터 마우스를 쓰면 손목도 시
큰했다. 휴가를 쓰자니 눈치가 보여 그나마 손목이 편

한 버티컬 마우스를 샀다.

집에서 허리 보호대, 경추 베개를 베고 자는 딸의 모습을 본 엄마가 넌 나이도 어린 애가 왜 그러고 사냐며 한마디 한다. 엄마는 무슨 바람이 불었는지, 갑자기 헬스장에 나가기 시작했다. 엄마가 헬스장에 같이 가자며 꼬셨지만, A 씨는 그럴 시간이 어딨냐며 쾅 문을 닫아버렸다. 갑자기 눈물이 핑 돈다.

'내가 어쩌다 이렇게 됐지?'

이들은 철저하게 뒷걸음질만 치는 사람들이다. 아무것도 하지 않고 다른 이들이 운동하는 것을 가만히 지켜만 본다. 그 자리에 늘 있으니 현상을 유지하는 것처럼 착각할 수 있지만, 안타깝게도 몸은 세월과 함께 늙어간다.

그러니 구경꾼으로만 있으면 제자리걸음을 하는 게 아니라 오히려 뒷걸음질을 치는 꼴이다. 이들이 가장 많이 하는 말은 바로 '~하면 운동해야지!'다.

"이번 시험 끝나면 꼭 운동해야지!"
"좋은 대학 합격한 후에 운동해야지."

"취업이 먼저지. 회사 다니면서 운동해야지!"

"이번 프로젝트 너무 중요한 거니까, 이 일 끝나면 운동해야지."

"이번에 바쁜 것만 지나면 그때 운동해야지!"

구경꾼의 '~하면'은 무한히 생겨나기 때문에 그들은 영원히 출발선에 서지 못한다. 구경꾼은 시간이 없다는 핑계를 입에 달고 산다. 하지만 시간은 누구에게나 공평하다. 몸짱들은 시간이 남아돌아서 운동을 하는 게 아니다.

테슬라 CEO 일론 머스크도 주 2~3회 운동을 한다. 메타 CEO 마크 저커버그와 격투기 대결을 한다는 소문이 돌았을 정도로 격렬한 운동도 즐겨 한다. 세상에서 가장 바쁜 CEO도 짬을 내 운동을 한다. 당신이 일론 머스크보다 더 시간이 부족한 사람일까?

사회생활을 하면서 "언제 한번 보자!"와 같이 공허한 말은 없다는 걸 잘 알것이다. 이번 시험이 끝나면 다음 시험이, 이번 약속이 끝나면 다음 약속이, 이번에 바쁜 시기가 지나가면 다음 바쁜 시기가 기다릴 뿐이다.

세상 무슨 일을 하든지 가장 기본이 되는 것은 자신의 몸이다. 자신의 몸을 위해 어떠한 노력도 하지 않는다면 연애든 돈이든 제대로 이뤄내기 힘들다. 세상이 바뀌어 다양한 취향이 존중받아야 한다지만, 배만 남산처럼 부푼 사람과 연애하고픈 사람은 세상에 없다.

05
소액 기부자 : 잘못된 경험을
학습하는 사람들

B 씨는 30대가 되며 급격히 달라지는 몸에 위기감을 느꼈다. 헬스장을 갔더니 6개월이나 1년 권이나 가격 차이가 크지 않다. 1년은 해야지 몸이 달라질 것이라 생각하며 1년권을 약 50만 원에 결제한다.

그러나 헬스장에 나간 건 딱 한 달. 재미가 없다. 잦은 야근까지 더해져 일주일에 한 번 운동하기도 벅차다. 나가야지, 나가야지 생각만 하고 점점 횟수가 줄어든다.

결국 일주일에 딱 한 번만 하는 운동이 무슨 의미가 있

나 싶어 헬스장 다니기를 그만둔다. 헬스장에 환불을
요구하지만, 특별 이벤트가라 환불이 어렵다는 답변
만 듣는다.

헬스장을 1년 등록한 사람이 10명이라면 그 중 꾸준히 나가는 사람은 과연 몇 명이나 될까? 5명? 3명?

놀랍게도 헬스장을 운영하는 지인의 말에 의하면 10명 중 단 한 명 정도가 꾸준히 운동을 한다고 한다. 헬스장에서 운동을 많이 해본 사람이면 10%도 많이 쳐준 거라는 걸 알 것이다.

실제로 1월 몸짱 레이스에 참가한 초보자들은 불과 한 달 만에 30% 이상 탈락하고 만다. 의지박약이라고 놀릴 것 없다. 오히려 고마워해야 한다. 그들이 헬스장에 기부한 금액 때문에 당신이 헬스장에 싸게 다닐 수 있는 것이다.

안타까운 점은 그들이 소비한 것은 돈뿐만이 아니라는 것이다. 그들은 이 과정에서 잘못된 경험을 학습한다. '헬스는 곧 더럽게 재미없고 힘들기만 한 것'이라는 경험 말이다.

잘못된 경험은 영원히 그들이 몸을 칭칭 싸매고 다니도록 만든다. 이러한 소액 기부자들은 앞서 말한 구경꾼들보다도 못한 상황에 빠진다. 구경꾼들은 아직 복권을 긁지 않아 뭐가 나올지 모르는데, 기부자들은 이미 꽝이 나와버린 셈이니 말이다.

06
거액 기부자:
제자리에 멈춰 선 사람들

C 씨는 처음엔 전문가에게 배우는 게 좋을 거라고 생각해 헬스장에서 PT 1백50만 원을 결제했다. 혼자서 할 때보다 동기부여도 되고, 새로운 운동을 배우는 재미가 있었다. 어깨 운동을 한 후 올라온 어깨 뽕이 신기했다. 마음에도 어깨 뽕이 생기는지, 없던 자존감도 올라오는 것 같았다. 트레이너가 본격적으로 식단 관리도 해 주니 살이 쭉쭉 빠진다. 체지방률은 떨어지고, 근육량은 올라가는 인바디를 볼 때마다 참 뿌듯하다. 돈을 참 잘 썼다 싶다.

하지만 5개월 후, PT가 끝난다. 혼자서도 열심히 해보려고 했지만, 이런! 예전과 같은 의욕이 생기지 않는다. PT 선생님이 봐주질 않으니 식단도 운동도 맞게 하는 건지 모르겠다. 처음엔 운동할 때마다 몸이 변하는 게 보여 재미있었는데, 어느 시점을 지나고 나서부턴 몸의 변화도 느껴지지 않는다. 그건 초심자의 행운이었던 것뿐일까? 다시 PT 비용을 결제하자니 주머니 사정은 넉넉하지 않다.

좋은 트레이너를 만나면 혼자 운동하는 것보다 훨씬 효과적으로 운동할 수 있다. 그러나 대부분의 PT가 '받아쓰기'에서 끝나 버린다. 타인에게 의존하기보다는 스스로 운동 루틴을 짜고, 운동 습관을 만드는 등 직접 문제 풀이를 해 보아야 한다. '받아쓰기'로만 운동하면 해답 노트가 없을 땐 결국 제자리걸음이 될 수 있다.

좋은 트레이너라면 운동이 끝난 후 더 좋은 몸을 만들 수 있게 기초를 만들어주는 게 첫 번째다. 동기부여까지 만들어주면 더할 나위 없다. 하지만 헬스장 사장도, 트레이너도, 심지어 PT를 받는 사람조차 그걸 원하지 않는다. 그들이 원하는 건 헬스장 홍보문구에 들어갈 수 있는 '5개월의 기적'이기 때문이다.

07
단거리 선수 : 앞만 보고 달리다 넘어지는 사람들

D 씨는 인생의 가장 멋진 순간을 바디 프로필로 남기면 좋겠다고 생각했다. 큰맘 먹고 60만 원짜리 스튜디오를 예약하고, 2백만 원짜리 PT도 등록했다.

그렇게 1년 동안 누구보다 열심히 운동하는 D 씨. 주 5일 운동은 물론, 주말에는 오전·오후에 나눠서 유산소 운동까지 병행했다. 주변에선 선수 아니냐는 얘기까지 들었다. 삼시 세끼 모두 닭 가슴살만 입에 달고 사니 이제 입에서 닭 가슴살 냄새가 난다. 힘들지만 확실한 목표가 있으니 어떻게든 참고 견딘다. 마지막 한 달은 너무 힘들어서 제정신이 아니었던 것 같다.

드디어 대망의 바디 프로필 촬영! 1년의 과정이 너무나 힘들었지만, 사진을 보니 역시 돈과 노력은 헛된 게 아니었다는 생각이 든다.

하지만 3개월 후, 바디 프로필의 몸은 온데간데없다. 체중계를 보니 이건 아니다 싶다. 다시 운동을 시작하지만, 그 힘든 과정을 다시 반복하려니 도저히 엄두가 나지 않는다. 그래도 의미 있는 사진을 남겼으니 추억으로 간직하기로 한다.

우리는 점점 더 짧아진 세상에서 살게 되었다. 릴스, 틱톡, 쇼츠 등 콘텐츠의 소비 시간은 1분 이하로 줄어들었다. 어떤 음식이든 배달시키면 1시간 안에 먹을 수 있다. 운동도 마찬가지다. 헬스장에 붙어있는 바디 챌린지 후기 사진은 '3개월 만의 놀라운 변화!'를 보여주며 사람을 유혹한다. 그 '놀라운 변화'는 트레이너의 철저한 관리와 본인의 노력도 있겠지만, 조명과 포토샵을 이용한 사진도 부지기수다.

바디 챌린지 그대로 몸이 나왔다고 해도, 시간이 흐른 후 배운 것을 바탕으로 더 좋은 몸이 된 사람은 극소수에 불과하다. 그 몸을 유지하기만 해도 선방한 것이다. 3개월, 6개월 바디 챌린지에 도전한 사람은 그만큼 빠르게 그 몸을 잃어버린다.

생각해 보자. 일반인 중에 주 6일 운동하며 삼시 세끼 닭 가슴살만 먹을 수 있는 사람이 얼마나 될까? 바디 챌린지처럼 동기부여와 골이 확실한 경우, 3~6개월은 할 수 있다. 독한 사람은 1년도 할 수 있을 것이다. 그럼 2년 이상, 혹은 평생 할 수 있는 사람은? 0.001%에 불과하다.

단거리 선수들은 빠르게 달려 목표를 달성하지만, 결승 골을 너무 가깝게 잡아 실패한다. 대부분의 일반인들은 평생 일주일 여섯 번 운동할 수 없다. 혹시라도 운동을 쉰 날은 '근 손실 나지 않을까?', '무게가 또 떨어지지 않을까?'라는 걱정이 끊이지 않는다. 평일에 빠진 운동은 주말에 꼭 채울 거라고 결심한다. 그러니 주말도 마음이 편하지 않다. 이렇게 운동은 점점 스트레스로 변해 간다.

아주 드물게 주 6번씩 5년 넘게 꾸준히 운동하는 사람이 있긴 하다. 바로 '마라토너' 유형이다.

08
마라토너 : 운동이 삶의
1순위인 사람들

금요일 밤 회사 회식 자리, 오늘도 E 씨는 주섬주섬 닭
가슴살 도시락을 꺼낸다. 이제 주변 동료들은 그러려
니 한 표정이다. 하지만 상사들 중 한 명은 대놓고 아
니꼬운 표정을 짓는다.

"아니, 오늘 같은 날 꼭 그렇게까지 해야겠어?"
'네. 이렇게까지 해야 근육이 생겨요.'

상사의 말에 E 씨는 머쓱한 웃음을 지으며 대답한다.

물론, 혼잣말이다. 동료들이 그래도 한 잔은 하라며 소주를 들이밀지만 '간은 알코올 대사가 아니라 단백질 대사를 하기 위해 존재하는 것'이라며 극구 사양한다. E 씨는 어떻게 하면 티 안 나게 혼자 클럽으로 빠질 수 있을까 고민한다. 클럽은 물론 헬스클럽이다.

주변 사람들은 그를 독종, 미친놈쯤으로 생각한다. 아무래도 지금 회사는 빨리 그만두고, 트레이너로 전직하는 게 나을 것 같다.

이들은 90% 이상 운동과 밀접한 관계를 맺고 있는 사람이다. 트레이너나 운동선수, 군인, 소방관이나 경찰처럼 근력이 필요한 직업이라면 마땅히 다른 유형과 차이가 나야 한다. 몸으로 먹고사는 직업이기에 일반인들과 동일 선상에 놓고 비교할 수 없는 것이다.

운동과 밀접한 관계를 맺고 있는 90%를 제외하면, 나머지 10%는 운동과 관련되지 않는데도 운동선수 수준으로 운동하는 사람들이다. 그들이 그렇게까지 운동에 미쳐 사는 데에는 다 이유가 있다. 다른 사람보다 매우 강력한 결핍, 인정 욕구, 아픈 과거 등이다.

실제로 헤비급 바디빌더 중엔 키가 작은 사람이 많다. 키가 작은 게 바디빌딩에 유리하다는 이유도 있으나, 키가 작아 무시당했던 과거도 동기부여로 작용했을 것이다. 헤어진 남자 친구나 주변 사람들에게 몸매 때문에 상처가 되는 말을 들은 여자들도 이 유형이 되기 쉽다. 그렇게 여러 차례 상처받은 사람은 미친듯이 운동하거나, 아예 몸에 대한 관심을 놓아 버린다. 이 유형에 속하는 여자들은 모두 전자에 속한다.

그런 사람들은 이 책을 읽지 않는 게 좋겠다. 이 책은 정규 분포상에서 예외에 속하는 극히 일부 사람을 위한 책은 아니다. 세상 어디에나 괴짜, 예외인 인간이 존재하는 법이다.

이 다섯 가지 유형 중 당신은 어디에 속해 있는가?

09
평범한 몸＝평범한 인생,
특별한 몸＝특별한 인생

나는 당신에게 무조건 몸이 좋아야 한다고 주장할 생각은 아니다. 누구나 삶의 우선순위는 다른 법이다. 대부분의 사람에겐 좋은 몸보다 사랑하는 사람과 행복한 삶을 꾸리는 게 우선이다. 행복한 삶을 살기 위해서 돈 또한 필수 불가결한 요소다. 사람마다 정도의 차이는 있겠지만, 대부분 운동보다 다른 세 가치가 우선할 거라고 생각한다. 이를 정리하면 아래와 같다.

운동 〈 돈 〈 사랑하는 사람 〈 행복한 삶

하지만 게으른 헬스에서는 이 부등호를 아래와 같이 바꾸려 한다.

운동 -> 돈, 연인, 행복한 삶

이는 운동으로 사회적인 가치를 올려 돈을 벌 수 있고, 매력적인
이성과 사랑을 할 수 있으며, 뇌에 긍정적인 호르몬이 나오도록 해
궁극적으로 행복한 삶을 살 수 있다는 것을 의미한다.

이를 뒷받침하는 과학적인 연구 결과를 말하기 전에, 운동을 통해
인생 역전에 성공한 사람의 이야기를 해 보려 한다. 바로 내 이야기
말이다.

〈구경꾼〉
하루 하루 퇴보하는 자신의 몸을 방치한다.

〈게으른 헬스〉
하루 하루 발전하는 자신의 몸을 본다.

Chapter 02

츄파춥스가 헬스장에 가게 된 이유

"몸이 꽝이면
인생도 꽝이 된다."

01
별일 없던
'어좁대두멸치'의 삶

대·크·운·접 : 대가리가 크면 답이 안 나오니 운동 접어라.

보통 등이나 어깨 운동을 열심히 하면 어깨가 넓어져 머리가 작아 보인다고 한다. 그러나 이 모든 것들에 해당하지 않는 이들이 존재한다. 이른바 '츄파춥스' 체형을 지닌 사람들이다.

아무리 운동을 열심히 해 체형을 키워도 이미 지니고 있는 머리의 크기가 워낙 압도적이라 남들처럼 머리가 작아 보이는 일은 없다. 오히려 살이 빠지면서 기존의 머리 크기가 더욱더 강조되는 불상사도 나타난다.

이런 그들을 보고 운동 커뮤니티에서는 '대·크·운·접'이라고 한다. 대가리가 크면 답이 나오지 않으니 운동을 접으라는 뜻이다. 이는 나에게도 해당하는 얘기였다. 내 머리는 규격 외 사이즈이기 때문이다.

나의 예비군 군모 사이즈는 59다. 원래 60이었는데, 앞자리가 6이 되는 건 죽어도 싫어서 59로 받았다. 군모 사이즈가 60이면 대두 중에서도 심각한 대두다. 시중에 나오는 모든 모자 사이즈는 59까지라는 것만 봐도 알 수 있다. 60부터는 '대두 볼캡'이라고 빅사이즈 모자를 따로 구매해야 한다.

이 당시 내 몸무게는 177cm에 59kg에 불과했다. 여자 몸무게로 쳐도 충분히 날씬해 보일만한 몸무게다. 좁은 어깨에 큰 머리, 삐쩍 마른 몸을 합쳐 '어좁대두멸치'라고 불리기도 했다. 집에서 만화만 그려온 연가시 팔, 거북목과 굽은 어깨로 인한 껌딱지 가슴, 로우킥 한 대면 부러질 것 같은 젓가락 다리까지! 나는 어좁대두멸치의 종합 선물 세트였다.

그러나 이십대 초반까지 난 한 번도 운동에 대한 필요성을 느끼지 않고 잘 살았다. 아니, 잘 살고 있다고 생각했다.

02
짝사랑 그녀가
남자 친구를 데려왔다

"너 츄파춥스 닮았어."

내가 짝사랑하던 그녀가 말했다. 20대 초, 나는 홍대 아티스트들의 모임에 참여하고 있었다. 홍대 인디밴드가 중심이 된 모임으로, 정기적으로 누드 크로키 스터디, 밴드 공연 등을 열곤 했다.

토요일이면 모임 사람들이 모두 모여 술잔을 기울였다. 나이대는 내가 가장 어린 편이었으나, 많은 사람도 30대 초반을 넘기지 않았다. 2030 남녀가 토요일마다 술자리를 가진다? 연애가 빠지려야 빠질 수 없었다.

그 모임에 가장 눈에 띄는 사람이 있었다. 나보다 6살이 많은 누나였다. 그녀는 나이대도 다양하고, 개성도 강한 아티스트들을 특유의 포용력으로 감싸 안는 큰 그릇을 가진 사람이었다. 모임의 규모가 조금씩 커지면서 모임장이 필요해졌고, 모두 누나가 모임장이 되는데 동의했다.

나는 당시 대학에 가지 않고 이런저런 알바를 전전하고 있었다. 주변 모든 친구들은 당연하다는 듯이 대학 생활을 즐기고 있었다. 내가 딱히 다른 목표가 있어 대학에 가지 않은 것은 아니었다. 특별히 대학에 가서 배우고 싶은 게 없었으니 안 가는 게 맞다고 생각했다. 어차피 당시 성적으로는 좋은 대학에 들어갈 수도 없을 거라고 생각한다.

그런 내게 주변 사람들은 종종 왜 대학에 가지 않느냐고 물었다. 나는 "다양한 경험을 하고 싶어서!"라고 대답했지만, 솔직히 스스로도 의구심이 들었다. 뭘 하고 싶은지, 뭘 원하는지, 그리고 내가 원하는 게 있다면 그걸 이룰 수 있을지. 그냥 간단하게 말하면, 20대 초반의 나는 자신에 대한 믿음이 전혀 없었다.

사람은 자신에게 없는 걸 가진 사람에게 끌린다고 한다. 평소 자신감이 부족했던 나는 모든 걸 척척 해내는 모임장 누나에게 강한 끌림을 느꼈다. 결국 나는 토요일 모임에서 누나를 밖으로 불러냈다.

"누나 좋아해요!"

손가락이 오글거리는 고백 공격에 누나는 답을 하지 않고 웃음만 지을 뿐이었다.

'어……?'

자신감도 없고, 모태 솔로였던 나는 솔직히 고백이 거절당할 거라고 생각했다. 고백을 듣고 인상을 팍 찌푸리거나, 최악의 경우 모임에서 제명당할 수도 있다고 생각했다. 그런데 웃는 누나의 모습을 보니 없던 자신감도 생겨나는 것 같았다. 가능성이 보였다. 누나의 웃음은 반쯤 고백을 받아들인 것처럼 보였다.

"좀 생각해 봐도 돼?"

그 애매한 대답이 나에겐 희망으로 다가왔다. 나와 같은 모태 솔로가 모임에서 가장 인기가 많은 누나의 남자 친구가 될 수 있다고? 이세계에서나 벌어질 법한 일 같았다.

그렇게 다음 모임이 있는 일주일 동안 나는 행복한 상상 속에 빠져 지냈다. 그 상상은 일주일 만에 와장창 깨지고 말았지만.

"안녕하세요. ○○이 남자 친구예요."

다음 모임에서 누나는 남자 친구를 데려왔다. 평소 모임에서 누나의 옆자리는 언제나 내 차지였다. 그러나 그날은 누나와 멀찍이 떨어진 자리에 앉을 수밖에 없었다.

'생각해 본다면서. 생각해 본다면서……!'

분한 마음에 술을 연거푸 들이켰다. 하지만 곰곰이 생각해보면 누나가 내가 아닌 남자를 선택하는 게 어찌 보면 당연한 일이었다. 얼핏 봐도 내 어깨보다 그의 어깨가 1.5배는 넓었던 것이다. 당시 아베크롬비가 한참 유행하던 시기였는데, 누나의 남자 친구에겐 아베크롬비 머슬핏이 맞춤옷 같았다.

그날 모임은 남녀의 술자리가 언제나 그러하듯, 진실게임으로 이어졌다. 술이 어느 정도 들어가자, 질문의 수위도 점점 높아졌다. 맨정신으로는 절대 말할 수 없는 속마음이 속속 드러났다. 마침내 진실게임의 화살표는 나에게로 향했다.

"비컵이 너, 솔직히 ○○이한테 관심 있었지?"
"네? 절대 아닌데요."

순간 당황한 나는 필요 이상의 부정을 해 버리고 말았다. 진실을 알고 있는 누나의 입가에 미묘한 웃음이 스치고 지나갔다. 그렇게 나는 스스로 패배를 인정해 버렸다.

나는 그때까지 한 번도 몸에 대해 생각해 본 적이 없었다. 나에게
몸이란 그저 갖고 태어나, 죽을 때까지 그렇게 사는 것이었다. 키가
작고 못난 사람은 못난 대로 살고, 키가 크고 잘난 사람은 잘난 대로
사는 그런. 어줍대두멸치는 죽을 때까지 어줍대두멸치로 살아야 하
는 운명이었다.

'정말 그런 걸까? 정말?'

시간이 흐른 후 깨달은 것은, 내가 어줍대두멸치라서 여자들한테
인기가 없었던 게 아니라는 것이다. 내가 어줍대두멸치라고 스스로
를 깎아내리고, 자격지심을 부렸기 때문에 인기가 없었던 것이다.
물론 그걸 깨닫게 되는 건 한참 후의 일이다.

03
내 파트너에게 집적댄 남자한테 어깨빵을 당하다

"지금 나한테 욕한 거냐, 너?"

나는 워킹홀리데이로 일본에서 1년간 살다가 돌아왔다. 그곳에서 친하게 지냈던 도현이라는(가명이다) 형이 있었는데, 그 형은 29살까지 여자를 한 번도 못 만나본 모태솔로였다. 일본에 와서 처음으로 여자 친구를 사귀었고, 그게 그 형 인생의 터닝 포인트가 됐다. 뒤늦게 여자에 눈을 뜬 도현이 형은 매일 다른 여자와 데이트를 했다. 갑자기 머리를 샛노랗게 염색하더니, 호스트바에서 일하기도 했다.

그렇게 유흥에 미쳐 살았던 도현이 형이지만, 나는 인간적으로 그를 좋아했다. 29년 동안 모태솔로로 살다가, 갑자기 카사노바로 인생을 산다는 건 꽤 흥미로운 인생이라고 생각했다.

워킹홀리데이를 마치고 한국으로 돌아온 다음, 나는 그 형과 연락을 하지 못하고 지냈다. 그런데 1년 후 가을, 오래간만에 형에게서 연락이 왔다.

"나 이번에 한국 돌아왔는데, 일본 친구 둘이 한국 클럽을 그렇게 가고 싶어 하네. 같이 놀 사람이 없어서 그런데 네가 파트너 좀 해라."

형이 그간 어떻게 지냈는지 궁금했기에 흔쾌히 그 제안을 수락했다. 그리고 그날 밤 11시, 나는 홍대 클럽 앞에서 1년 만에 형과 재회했다.

형은 일본 여자 둘과 같이 있었는데, 그 여자애들도 어제 다른 클럽에서 알게 된 사이라고 했다. 키가 큰 쪽이 '마오', 작은 쪽이 '코오리'라고 했다. 사람이 워낙 많은 곳이고 의사소통이 어려웠기 때문에 형이 마오를, 내가 코오리를 에스코트하기로 했다.

일요일인데도 클럽 안은 젊은 남녀들로 붐볐다. 한바탕 땀을 흘리고 그런데 화장실에 다녀오니, 어떤 남자 둘이 마오와 코오리에게 말을 붙이고 있는 게 아닌가.

"저희 일행이에요."

"아, 네."

형의 말을 들은 남자들은 매너 있게 금방 물러나는 듯 하다가 갑자기 내 어깨를 팍 치고 지나갔다. 클럽 안이 붐비긴 했지만, 옆에는 충분히 지나갈 수 있는 공간이 있었는데 말이다. 분명 일부러 그런 것이었다.

"야, 저 새끼들 빡쳤다!"

사라지는 둘을 보며 형이 말했다. 무시당한 것 같아 기분이 찝찝했지만, 일행도 있었기에 신경 쓰지 않고 넘어가기로 했다.

복잡한 클럽에서 한참을 놀다가 밖으로 나온 우리는 2차 노래방까지 함께 했다. 해가 밝아올 때까지 셋은 계속 술을 먹고, 동방신기 노래를 같이 불렀다. 나는 혼자 소파에 누워 셋이 노는 걸 구경했다.

그렇게 한 4~5시쯤 되었을까? 그들의 에너지에 지쳐 버리고 만 나는 첫 차 시간에 맞춰 혼자 호텔을 나왔다. 그런데 홍대 지하철역에 도착하자, 낯이 익은 얼굴이 보였다. 클럽에서 일행에게 말을 걸었던 남자 중 하나였다. 나도 모르게 그에게 한 마디 건넸다. 그냥 무시하고 지나가기엔 너무 똑바로 눈이 마주쳐 버린 것이다.

"이제 가시나 봐요?"

"아, 네."

남자는 썩은 웃음을 짓더니, 또 내 어깨를 팍 치고 지나갔다. 클럽에서 그랬던 것과 마찬가지로 의도적인 어깨빵이었다. 몸무게가 59kg에 불과한 나는 비틀거리며 한 걸음 밀려났다. 그 정도로 강하게 부딪친 것이다.

그 모습을 보고 상대방의 입가에 비릿한 미소가 내걸렸다. 그는 곁눈질로 나를 위아래로 훑어본 뒤 들릴 듯 말 듯 비속어를 중얼거리며 걸음을 옮겼다. 난 그런 그를 그저 멍하니 바라만 보고 있었다.

그날, 첫차를 타고 집으로 돌아온 나는 잠을 이루지 못했다. 오랜만에 친한 형을 만난 기쁨은 모두 사라져 버렸다. 고전 명작《택시 드라이버》에서는 로버트 드니로가 자신을 우습게 여기는 사람들을 상상하며 혼자 'You talking to me(나한테 지껄이는 거야?)?'라고 중얼거린다. 로버트 드니로처럼 나도 화장실 거울 앞에서 혼자 수십 번씩 중얼거렸다.

"지금 나한테 욕한 거야?"

그때 그 남자를 그냥 보내지 않고 항의의 말을 했어야 했다. 날 얕보는 남자에게 당당히 맞섰어야 했다. 하지만 안타깝게도 난 그러지 못했다. 나와 달리 체격이 건장한 남자에게 감히 쉬이 들이대지 못했던 것이다.

그렇게 혼자 수백 번 욕하고 화를 내도 내가 아무 말도 못 한 건 변하지 않는 사실이었다. 어깨빵을 당하고 쌍욕을 먹은 건 난데, 나만 잠을 못 이루고 있는 상황도 화가 났다. 나에게 어깨빵을 한 남자는 아무 걱정 없이 편안히 잠이 들었을 텐데. 어깨빵을 당했을 때, 내가 팔랑거리며 날아가 버린 게 머릿속을 떠나지 않았다.

"사람을 밀쳤으면, 사과를 하세요."

왜 이렇게 말하지 못했을까. 생각이 꼬리에 꼬리를 물었다. 나는 남자의 덩치가 나보다 크다는 이유로 싸워 보지도 않고 기가 죽어 버렸다. 좋아하던 누나에게 무시당했을 때와 다를 게 없었다. 또 스스로 패배를 인정해 버린 것이다.

04
나는 무기력을
학습했다

"외할머니가 쓰러지셨다."

워킹홀리데이에서 돌아온 지 3년. 웹툰 작가 지망생으로 고시텔에서 아등바등하고 있었을 때다. 부산에서 급하게 전화가 걸려 왔다. 외할머니가 쓰러지셨다는 아버지의 전화였다.

갑작스러운 소식에 바로 부산으로 가는 KTX를 예매했다. 부산으로 가는 중, 생각에 잠겼다.

나는 외할머니를 생각하면 따뜻한 베이지 컬러가 떠올랐다. 외할머니는 따스한 온기가 느껴지는 사람이었다. 아버지와 누나, 그리고 나는 독립적인 성향이 강한 편이다. 반면, 엄마는 공감성이 매우 뛰어난 편인데, 외할머니의 영향이 크다고 생각한다.

외할머니는 가족 중 누구 하나에게 미움을 사는 일이 없었다. 외가 가족들의 든든한 기둥이자, 중심이었다. 외할머니는 일흔이 넘은 연세에도 새로운 걸 배우는 걸 좋아하셨다. 뒤늦게 시작한 서예로 전시회에 작품도 내실 만큼 정정하게 살아가셨다. 무엇이든지 열심히 하는 외할머니를 보고 있으면 20대인 내가 힘을 얻을 정도였다. 나는 외할머니를 마음으로부터 존경했다.

마침내 도착한 병원, 난 외할머니를 알아보지 못했다.

"엄마, 우리 왔어요."

엄마가 외할머니를 부르며 침대를 찾자 그제야 외할머니를 알아볼 수 있었다. 외할머니는 몰라보게 달라져 계셨다. 검은 머리는 거짓말처럼 하얗게 세어 있었다. 우리를 알아본 눈치셨지만, 몸은 움직이지 못하셨다. 소리는 내셨지만, 무슨 말씀인지 알아들을 수는 없었다. 그토록 정정했던 외할머니가 한순간에 이렇게 변했다는 게 믿어지지 않았다.

주변 어른들을 보면 나이에 비해 깜짝 놀랄 정도로 정정하게, 젊게 살아가시는 분이 많다. 그러나 그런 어른들도 몸이 제대로 움직이지 않는 순간, 빠르게 활기를 잃어 간다. 자유로운 신체 활동은 젊은 사람에게는 굳건한 정신과 자신감을 쥐어주고, 나이 든 사람에게는 아프지 않은 평온한 삶을 선사한다. 그것을 나도, 우리 할머니도 너무 늦게 깨달았다.

내 나이 또래 사람들을 봐도 마찬가지다. 신체적으로 건강한 사람은 자신감이 넘치고 늘 적극적이다. 반면, 자유로운 신체 활동을 하지 못하는 사람들은 자신감이 떨어지거나 소극적인 태도를 보인다.

무의식 중에 스스로 느끼고 있는 것이다. 자신에게 예상치 못한 상황이 벌어졌을 때, 재빠르게 대응할 수 없으리라는 것을. 자신이 해결할 수 없는 상황에 계속 노출된 사람은 무기력함을 느끼기 마련이다.

고양잇과 동물들은 사냥감을 가지고 노는 습성이 있다. 먹기 위한 사냥이 아니라, 즐기기 위해 사냥을 하는 것이다. 사자한테 잡힌 새끼 임팔라는 처음엔 어떻게든 도망치려 노력한다. 그러나 도망치는 족족 사자한테 다시 잡히자, 더 이상 도망치려는 시도조차 하지 않게 된다. 어차피 시도해 보았자 소용없다는 걸 배운 것이다. '무기력'을 학습한 것이다.

쥐를 이용한 실험에서도 이와 비슷한 결과가 나타난다. 쥐를 빠져나갈 수 없는 수조에 넣는다. 쥐는 기본적으로 헤엄을 칠 수 있지만, 물을 싫어하기 때문에 어떻게든 물에서 빠져나오려고 한다. 하지만 수조는 쥐가 빠져나갈 수 없도록 설계되어 결국 쥐는 탈출에 실패한다.

이러한 과정이 반복되면 쥐는 더 이상 빠져나갈 시도조차 하지 않게 된다. 체력이 부족해서가 아니라, 더는 의욕이 생기지 않기 때문이다. 이후 쥐에게 먹이를 충분히 주고 쉬게 한 다음 다시 수조에 넣어도 쥐는 그냥 둥둥 떠다닐 뿐이다1977, Porsolt, Forced swim test.

사람도 마찬가지다. 계속된 실패로 좌절을 맛본 사람은 마침내 아무것도 하지 않는 게 낫다는 결론에 다다른다. 아무것도 하지 않으면 실패도 하지 않기 때문이다.

이러한 무기력 상황을 벗어나는 데 운동을 비롯한 신체 활동은 거대한 영향을 미친다. 몸을 위해 운동을 한다는 게 아니고, 정신을 위해 운동을 한다는 게 맞는 표현일 정도다. 필자는 이 사실을 그 누구보다 잘 안다. 내 몸으로 직접 경험했기 때문이다.

05
세상으로부터 고립되고
시작한 운동

"그러니까 형이 모두한테 손절당한 거예요."

20대 후반, 나에게는 가장 친한 두 그룹이 있었다. 한 그룹은 고등학생 때 3년간 같은 반, 같은 기숙사 방을 쓴 친구들이다. 모두 6명으로, 6개의 별이 되자는 뜻으로 '식스타'라고 불렀다.

"가장 먼저 웹툰 작가로 데뷔하는 사람한테 10만 원빵! 콜?"

모두 만화가가 되겠다는 꿈을 갖고 앞서거니 뒤서거니 하며 10년 넘게 가장 친하게 지낸 친구들이다.

다른 한 그룹은 홍대 앞 예술시장 프리마켓이라는 곳에서 만난 초상화 작가들이다. 웹툰 작가가 되기 전, 나는 주말마다 홍대 프리마켓에서 초상화를 그렸다. 홍대 프리마켓엔 나 말고도 초상화를 그리는 작가들이 있었다. 매주 마주치는 얼굴이다 보니 친해지지 않을 수가 없었다.

초상화를 많이 그린 날은 삼겹살을 먹으러 갔고, 초상화를 조금밖에 못 그린 날은 짜장면을 먹으러 갔다.

그러던 어느 날, 약속이라도 한 것처럼 이 두 그룹에서 손절당했다. '혹시 무슨 일이라도 있어서 내 연락을 받지 않는 걸까?'라는 생각이 들어 그들의 SNS에 들어가 보았다. 그들은 여전히 서로 '좋아요'와 댓글을 주고받으며 끈끈히 연락하며 지내고 있었다.

결국, 손절당한 것은 나뿐이었다. 이미 연락이 다 끊겨버린 그들에겐 손절의 이유도 들을 수 없었다. 초상화 작가 중 한 명인 한 살 동생에게 어렵게 연락이 닿았다.

"손절당한 이유를 왜 형만 몰라요? 자기 행동을 잘 한번 돌아봐요. 그러니까 형이 모두한테 손절당한 거예요."

20대의 대부분을 함께한 관계가 하루아침에 무너지자, 나는 깊은 무력감에 빠졌다. 어떤 사람도 만나고 싶지 않고, 어떤 인간관계도 무의미하게 느껴졌다.

처음에는 현실감이 없었다. 그냥 멍한 상태였다. 10대부터 내 인생에는 그들이 없었던 페이지가 없었기에, 마음 한구석엔 시간이 지나면 다시 원래대로 돌아올 거라는 기대도 있었다. 하지만 반년이 지나도록 그들에겐 어떤 연락도 오지 않았다.

'내가 뭘 그렇게 잘못했다는 거지?'
'내 잘못이야! 아니 내 잘못이 아니야!'
'그렇게 오래 친하게 지낸 사람들과도 멀어졌는데, 다른 누구를 만나도 또 이렇게 될 뿐이야. 나는 앞으로 누구와도 친하게 지내지 않을 거야.'

하루에도 몇 번씩 내 행동과 그들의 행동을 곱씹었다. 나는 스스로 그들의 번호와 SNS를 모두 지워 버렸다. 현실을 받아들여야 했다. 그들과 연락할 수 있는 방법이 없어야 힘든 기억에서 해방될 것 같았다.

그렇게 나는 1년 반을 히키코모리로 지냈다. 내가 밖으로 나오는 건 일주일에 한 번, 장을 볼 때뿐이었다. 1년 반 동안 대화를 가장 많이 나눈 사람은 마트 캐셔 아주머니다. 그나마도 "안녕하세요.", "안녕히 계세요."뿐이었지만.

너무 답답해서 견딜 수 없을 때면, 늦은 밤 일산 호수 공원에 가서 러닝이나 철봉을 했다. 밤 12시가 넘어서 간 공원에서 운동을 하는 사람은 나밖에 없었다. 철봉을 선택한 특별한 계기가 있었던 것은 아니다. 아무리 히키코모리라고 해도 일주일에 한 번쯤, 숨이 찰 때까지 움직여보고 싶었다.

러닝을 마치고 나면 호수공원은 인적 하나 없이 조용했다. 가쁜 숨을 내쉬며 벤치에 앉았다. 그동안 혼자 집에 있으면서 일부러 친구들에 대해 생각하지 않으려 했다. 생각하면 힘들어지기만 하니, 아예 떠올리는 것을 그만두었던 것이다. 앞에서 말한 '학습된 무기력' 상태였다. 그러나 격렬하게 몸을 움직이고 나니 나도 뭔가 할 수 있을 것 같은 기분이 들었다.

고요한 호수 공원에서 지난 내 행동을 되돌아보았다. 고등학교 친구 둘과 같은 집에서 살았던 적이 있다. 시간이 지나 집을 빼야 하는 날이 왔는데, 이사를 하는 친구를 도와주기는커녕 어차피 안 쓸 거면 드라이기는 주고 가면 안 되냐고 물었던 적이 있다. 같이 살던 친구들의 우정과 배려를 당연하게 여기고, 그를 빌미로 나밖에 모르는 행동을 하고 있었던 것이다.

초상화 작가들 사이에서도 마찬가지였다. 작가들 모임에서 유달리 친한 형이 있었는데, 어느 날 갑자기 나와 거리를 두기 시작했다. 배신감이 든 나는 다른 초상화 작가들에게 그 형의 험담을 하고 다녔다. 입장을 바꿔 내가 다른 초상화 작가였다면 어땠을까? 험담을 하고 다니는 내가 좋게 보일 리 없었다. 결국 사이가 멀어지길 선택한 건 친구들이 아니었다. 나였다.

생각을 정리하고 한숨을 푹 내쉬었다. 하얀 입김이 뿜어져 나왔다. 밖에서 운동하기엔 추운 날씨가 됐다. 곧 겨울이었다.

시간이 많이 지나서 알게 된 사실이지만, 운동은 몸보다 정신에 미치는 영향이 더 크다. 스웨덴의 저명한 정신과 의사이자 베스트셀러 작가인 안데르스 한센은 운동이 스트레스와 불안 수준을 크게 낮추어 준다고 주장했다. 신체 단련을 하지 않은 사람은 스트레스와 불안에 쉽게 예민해진다. 실제로 정신적인 문제를 자주 호소하는 사람들의 대다수가 장시간 앉아 있는 직업을 가지고 있다.

히키코모리였을 땐 이러한 운동의 정신적인 효과를 알지 못했다. 정신과 몸은 서로 누가 우선할 것 없는 상호보완적인 관계이다. 지금 생각하면 히키코모리가 되어 병들어가는 정신에 몸이 보내는 경고장이 아니었을까 싶다.

Chapter 03

멸치에서 3대 500이 되다

**"게으르게 운동하지만,
몸은 좋습니다."**

01
하위 10%의 몸,
운동을 시작하다

3대 300 이하 개인 운동복, 잡담 금지.

3대 400 이하 프리웨이트 금지. 운동 시 신음 금지.

3대 500 이하 언더아머 금지.

헬스를 하는 사람들 사이에서 유행했던 말이다. 3대 운동은 벤치프레스, 스쿼트, 데드리프트를 말한다. 3대 운동을 합쳐 500kg 이상을 들어 올리면 고급자, 탈일반인으로 본다.

나는 앉아서 일하는 시간이 긴 직업을 지녔다. 내가 좋아했던 한 만화 작가님은 이런 말을 했다.

"만화는 엉덩이로 그리는 것이다."

그만큼 장시간 앉아서 일해야 한다는 뜻이다. 하루에 열두 시간, 열세 시간을 한자리에 앉아 있으니 허리가 좋아지려야 좋아질 수가 없다. 허리는 목과 연결되어 있으니 허리가 아프면 목도 아프다. 의료용 허리 보호대, 목 견인기를 몸에 칭칭 감고 어찌어찌 웹툰을 완결했다.

벤치프레스 역시 허릿심이 필요하지만, 스쿼트와 데드리프트는 허리로 운동한다고 할 만큼 코어 근력이 중요하다. 키 177cm에 몸무게 59kg의 어줍대두멸치, 허리와 목에 보호대를 덕지덕지 붙인 30대 남자에게 3대 500은 영원히 달성할 수 없는 목표 같았다.

02
데드리프트를 하다가
응급실에 가다

"디스크에 문제가 있네요."

철봉으로 할 수 있는 운동은 제한적이었다. 더 다양한 운동을 경험해보고 싶어진 나는 집 근처 격투기 체육관에 등록했다. 주짓수, 레슬링, 복싱과 같은 격투기는 물론이거니와 크로스핏, 헬스까지 다양한 운동을 한 번에 경험할 수 있는 곳이었다. 망설일 것은 없었다. 나는 그 길로 바로 체육관에 등록했다.

격투기 체육관에는 파워랙, 케이블, 레그프레스 머신, 레그익스텐션 머신 딱 네 종류가 구비되어 있었다. 어떤 의미에서 헬스는 나에게 딱 맞는 운동이었다. 운동을 시작하고, 끝날 때까지 한마디도 하지 않아도 된다는 점이 마음에 들었다. 격투기 체육관을 다니면서도 인간관계를 새로 맺고 싶다는 마음은 전혀 들지 않았기 때문이다.

그렇게 격투기 체육관에서 처음으로 헬스를 시작했다. 체육관에는 눈에 띄게 가슴이 큰 형이 있었다.

"예전에는 벤치프레스 100kg으로 했었거든? 어유, 이젠 힘들어."

가끔 형의 운동을 보조하며 어깨너머로 벤치프레스와 스쿼트를 배웠다. 어느 날은 평소와 같이 체육관에 갔는데, 관원 4명이 모여 번갈아 가며 바벨을 들고 있었다. 데드리프트였다.

데드리프트는 '죽어 있는 바벨을 들어 올린다'라는 뜻이다. 헬스에서 가장 기본인 3대 운동 중에서 가장 많은 무게를 들어 올릴 수 있는 운동이기도 하다. 그런데 체육관에서 심심풀이로 누가 이 데드리프트를 가장 많이 들어 올리나 챌린지를 하고 있었던 것이다.

처음 60kg에서 시작한 무게는 80kg, 100kg, 110kg을 지나 120kg까지 늘어났다. 무게가 늘어남에 따라 사람들도 하나 둘 씩 데드리프트에 실패하기 시작했다. 110kg까지 든 사람은 나와 예전에 헬스 트레이너였던 사람, 단둘 뿐이었다. 120kg에서 전직 헬스 트레이너가 포기했다. 아마 충분히 들 수 있었겠지만, 벨트가 없어 안전상 포기한 것 같았다.

120kg을 들어 올리면 내가 가장 힘이 센 사람이 되는 상황이었다. 사실 110kg도 간당간당했지만, 테스토스테론(남성 호르몬)에 취해 버린 난 이를 바득바득 갈며 120kg을 들어올렸다.

하지만 한 가지 문제가 있었다. 바로 내가 이때 데드리프트를 난생처음 해 본 것이라는 것이다. 당연히 자세는 엉망진창이었다. 두 다리와 두 팔이 마구 흔들렸다. 그리고 바로 이상을 감지했다.

"우두둑!"

순식간에 허리가 아파오기 시작했다. 처음엔 근육통인 줄 알았다. 하지만 아니었다. 이건 분명 근육통과는 차원이 달랐다. 집에 도착하자 통증은 더 심해졌다. 앉아 있어도, 누워 있어도 통증은 멈출 생각을 안 했다. 처음엔 허리만 아팠는데, 시간이 지날수록 목은 물론이거니와 머리까지 차례로 두통이 이어졌다.

"119죠? 저 지금 움직일 수가 없어요."

그렇게 데드리프트를 한 날, 난 처음으로 119 응급차를 불렀다. 공교롭게도 그날은 12월 31일이었다. 결국, 새해도 병원에서 맞았다.

"디스크가 눌려 있네요. 심해지면 터질 수도 있어요."

"많이 안 좋은가요?"

"한 달은 쉬세요. 다시 경과를 봅시다."

한참 헬스에 재미를 붙여 가던 나는 1g의 근육이라도 빠지는 게 무서웠다. '이렇게 영원히 허리를 쓰는 운동은 못 하는 걸까?'하는 두려움이 몰려오기도 했다. 한 번 다친 허리는 쉽게 낫지 않았다.

허리가 아파 본 사람은 안다. 허리가 아프면 아무것도 못 한다. 앉아도 아프고, 걸어도 아프고, 뛰는 건 감히 상상도 못 한다. 그냥 관에 있는 것처럼 꼼짝없이 누워서 천장만 보고 있어야 한다.

당시 나는 웹툰을 연재 중이었다. 그래도 마감은 해야 했기에, 태블릿을 바닥에 놓고 엎드려서 만화를 그렸다. 마침 한 인터넷 뉴스에서 웹툰 작가들의 업무 환경이 고되다는 인터넷 기사를 준비하고 있었는데, 내 상태를 어떻게 알고 인터뷰 요청이 들어왔다. 그렇게 처음으로 인터넷 뉴스에 내 이름이 실렸다.

기사 제목은 '디스크로 몸져누워도 마감이 먼저, 웹툰 작가 고난사'였다. 여러모로 다양한 첫 경험을 하게 된 한 달이었다.

03
헬스가 몸에 좋다고요?
아닌데요?

"근데 언제부터 다시 운동할 수 있어요?"

석 달 후, 병원에서 가벼운 운동은 해도 된다는 허락이 떨어졌다. 조금 쉬어도 좋으련만, 나는 운동을 하지 않는 동안 애써 쌓은 근육이 사라질까 초조하고 불안했다.

의사 선생님의 허락을 받자마자 나는 곧장 일산에서 가장 큰 헬스장에 등록했다. 1년권이 75만 원이었다. 헬스장치고는 꽤 비싼 편이었지만 시설도 좋고, 이 정도는 써야 나도 동기부여가 될 거라고 생각했다.

거울에 비친 내 모습은 실망스럽기만 했다. 오랜 기간 운동을 하지 않은 탓에 몸은 예전으로 돌아간 것 같았다. 어서 헬스장에 가고 싶었다. 쉬는 동안 팔은 연가시가 된 것 같고, 다리도 젓가락으로 돌아간 것 같아 괴로웠다. 하지만 한편으로는 또 부상을 당할까 겁이 났다.

'주먹구구식으로 다른 사람 따라 운동하다가는 또 부상을 입을지도 몰라!'

그때부터 운동 책을 읽기 시작했다. 《헬스의 정석》 시리즈, 《스타팅 스트렝스》, 《남자는 힘이다》, 《근육운동가이드 프로페셔널》 등 많은 책을 섭렵했다.

그때쯤 유튜브 시대가 태동하기 시작했다. 운동 유튜버도 하나 둘씩 등장했다. 아직 구독자가 5천 명 정도였던 말왕님, 스타팅 스트렝스를 번역하고 유튜브를 갓 시작한 피톨로지 아주라, 길브로, 키다리형, 세계적으로 유명한 운동 정보, 권혁 등 많은 분들이 자신의 채널에서 운동 정보를 담은 영상을 업로드했다.

PT를 받을 돈은 없던 내게는 이러한 운동 책과 유튜브, 운동 관련 논문 등이 PT 선생님이었다. 뭐가 나에게 맞는 운동 방법인지도 알수 없었기에 새로 얻은 지식이 있으면 무작정 내 몸으로 시험해 봤다. 그렇게 체계를 잡아가며 운동하자 다룰 수 있는 중량도 순조롭게 늘어났다.

3개월이나 쉰만큼 빨리 근 손실을 회복하고 싶었다. 사람은 본능적으로 '손실 공포'라는 것을 갖고 있다. 심리학 용어인데, 간단히 설명하면 1백만 원을 받을 때 기쁨보다 1백만 원을 잃어버릴 때 공포가 더 크다는 이론이다.

마찬가지로, 헬스를 하는 사람들은 '근 손실 공포증'을 갖고 있다. 운동을 일주일만 쉬면 '근 손실 오면 어떻게 하지?' 걱정이 머릿속을 채운다. 나는 일주일이 아니라 3달을 통으로 쉬었으니 마음이 어떻겠는가.

적어도 일주일에 네 번은 헬스장에 갔다. 손목이 시큰거려 스포츠 테이핑을 하고, 어깨와 무릎이 시려도 '이건 정신력 싸움이야!'라고 생각했다. 건강보다 근육이 먼저였다.

확실히 쉬기 전보다 다루는 무게도 늘어났고, 몸도 좋아졌지만 거기에 만족하고 쉴 수 없었다. 3대 중량은 435kg이 되었음에도 불구하고 운동을 쉬는 순간, 다시 어쭙대두멸치로 돌아갈 것 같아 두려웠다. 알 수 없는 공포감이 몰려왔다. 마치 달리는 기차에 타고 있는 것 같았다. 이 기차에서 하차하는 순간, 다음 기차는 영원히 오지 않을 것 같았다.

악순환이었다. 운동을 하면 몸에 어딘가 한 군데 이상이 생기고, 결국 운동을 쉬어야 했다. 쉬는 동안은 근 손실 때문에 마음이 편하지 않았다. 그야말로 좌불안석이었다. 얼마 쉬지 않고 다시 운동을 시작하면 또 금방 몸에서 SOS를 보내왔다. 억지로 운동을 하면 또 부상이었다.

인정해야 했다. 나는 '인자약(인간 자체가 약함)'이었다.

04
'인자약'을 위한
운동을 만들다

"게으르게 운동하지만, 몸은 좋습니다."

어느 날부터 벤치프레스를 할 때마다 왼쪽 어깨와 손목에 통증을 느꼈다. 스쿼트를 하고 난 다음엔 무릎 관절이, 데드리프트를 하고 난 다음 날은 하루 종일 허리가 뻐근하기도 했다. 등 운동을 할 땐 가끔 목뒤에 염좌가 왔다. 일주일 동안 오른쪽으로 고개를 돌리는 게 힘들었다.

건강해지기 위해 해야 하는 운동이, 내 몸을 갉아 먹고 있었다. 나는 선택을 해야 했다. Stop or Go.

헬스를 시작하고 2년이 지났을 때, 나는 인스타그램에 〈머슬툰-

근육 생기는 만화〉를 올리기 시작했다. 팔로워가 2천 정도 되었을 때쯤, 인스타그램에서 운동하는 사람들을 풍자한 '인스타그램 운동 남녀 특징'이라는 콘텐츠가 대박이 났다.

그뿐만이 아니었다. 운동하는 사람들 사이에서 머슬툰과 자기 사진을 비교해 올리는 '머슬툰 오운완 챌린지'가 유행하기 시작했다. 인스타그램은 좋아요나 댓글, 새로운 팔로워가 있으면 알람을 보내준다. 알람은 최대 100개까지만 카운트되기 때문에, 숫자가 그 이상이면 좋아요 100, 댓글 100, 새로운 팔로워 100으로 표시된다. 30분에 한 번씩 머슬툰 계정에 들어갈 때마다 알람이 떴다.

"100, 100, 100!"

팔로워가 2천이 되기까지 5개월이 걸렸는데, 그 세 배인 6천 팔로워까지는 한 달도 걸리지 않았다.

그렇게 〈머슬툰〉이 조금씩 인기를 얻고 있는데, 작가인 내가 운동을 완전히 그만둘 수는 없었다. 그렇다고 몸이 망가지는데 계속 운동을 할 수도 없는 노릇이었다. 그래서 약 한 달간 짧은 휴식을 취하기로 했다. 만약 한 달 후에도 몸이 삐그덕거리면 그땐 정말 헬스를 그만둬야겠다고 마음먹었다.

'가만, 빠르게 근 손실이 온다 해도 2주는 걸린다고 했어. 그럼 부

위당 주 1회만 해도 충분하지 않을까? 최소한 근 손실은 걱정 안 해도 되잖아?'

이런 상황이 되자 나는 해외 논문까지 뒤져 가며 근 손실에 대해 연구했다. 연구마다 조금씩 내용은 달랐지만, 공통적인 부분이 있었다. 여러 논문, 실험에서 최소 근 손실 기간을 2주로 잡고 있었다. 연구가 맞다면 일주일에 부위당 1회씩만 운동해도 근육은 충분히 성장할 수 있다는 게 된다.

더 많은 연구 자료가 없었기 때문에, 내 몸으로 시험해 보는 수밖에 없었다. 2분할 운동법을 기본으로 여러 논문과 연구 자료를 읽어 내려갔다. 그렇게 나만의 운동 루틴을 만들었다. 이른바 '게으른 헬스'가 시작된 것이다. 효과는 놀라웠다. 나는 한 달 후 헬스에 복귀, 다섯 달 동안 3대 운동을 435kg에서 457kg으로 늘렸다.

"뭐 특별히 빠르게 성장한 것도 아닌 것 같은데?"

이렇게 생각하는 사람도 있을지 모르겠다. 보통 초심자들은 무게가 빠르게 는다. 안 쓰던 근육을 사용하게 되고, 운동 숙련도도 올라가기 때문이다.

그러나 나와 같은 중급자들은 스쿼트 무게를 10kg 정도 늘리는 것이 쉽지 않다. 몸은 성장할수록 성장이 더뎌지기 때문이다. 시험에서 0점에서 70점 맞기는 쉬워도, 70점에서 100점 맞는 건 훨씬 어려운 일인 것처럼 말이다.

여기에 더해 '게으른 헬스' 운동법으로 바꾸고 난 후, 부상도 줄어들었다. 운동 기술이 발전한 건 아니었다. 부위당 한 번 운동하고 6일을 쉬게 되니, 관절과 근육의 피로도가 훨씬 줄어들었던 것이다.

05
나를 무시했던 그녀에게
데이트 신청이 왔다

"제가 잊어버리기엔 몸이 너무 좋으신데요?"

20대 후반, 혼자 집에서 그림을 그리는데 지친 나는 오프라인 그림 모임을 모집했던 적이 있다. 그땐 작가도 뭣도 아니었기 때문에 내가 아무리 열심히 인원을 모아 봐도 그림 모임의 회원은 채 10명이 되지 않았다.

그중 눈에 띄는 한 여자 A가 있었다. 모임에 참여한 남자들이 모두 호감을 느낄 정도로 매력 넘치는 사람이었다. 아니, 더 솔직히 말하자면 몸매가 정말 좋은 여자였다. A 또한 자신의 매력을 잘 알고 있었다. A의 SNS에 들어가면 몸매를 강조한 사진이 가득했으니까.

그러나 야심차게 시작한 그림 모임은 얼마 가지 못했다. 딱 한 번 모이고 다음 모임에 참석 인원이 두 명으로 줄어든 것이다. 모임을 파투 내야 하나 고민하던 차, A가 참석 의사를 전해 왔다. A까지 포함해 세 명뿐인 모임이었지만, A가 온다고 하니 모임을 그대로 진행하기로 했다.

인원이 적은 게 오히려 좋을지도 모르겠다는 생각을 했다. 인원수가 적은 만큼 A와 더 가까워질 수 있겠다는 기대 때문이었다. 모임 인원이 열 명이든 세 명이든 그건 더 이상 중요하지 않았다.

만나기로 한 당일, 모임이 끝날 때까지 A는 오지 않았다. 언제 오시냐는 메시지도 읽지 않았고, 아무런 답신도 오지 않았다. 무슨 일이 있나 걱정도 들었다. 하지만 그런 걱정이 무색하게 그날 A의 SNS엔 다른 모임에 가서 파티를 하는 사진으로 가득했다.

그게 의미하는 건 하나밖에 없었다. A에게 나를 포함한 그림 모임은 기억조차 나지 않을 정도로 중요하지 않았다는 것이다. 당시 나는 A에게 호감을 갖고 있었는데, A에게 나는 투명 인간이었다는 것에 자존심이 상했다. 그날 나는 A의 SNS를 언팔로우하고, 팔로우도 끊어 버렸다.

그리고 시간이 지나 '게으른 헬스'로 운동한 지 1년이 지났을 무렵, SNS로 누군가가 나를 팔로우했다. 어딘지 익숙한 얼굴. 바로 A였다. 서로 새로운 SNS 계정이어서 사진이 달랐지만, A라는 건 바로 알 수 있었다. 무슨 생각으로 다시 팔로우를 걸었는지 궁금해서 맞팔로우를 했는데, 바로 DM이 왔다.

"등이 진짜 좋으세요!"

"감사합니다. 잘 지내셨죠?"

"네? 저를…… 아세요?"

"기억 안 나세요?"

"제 사진 말고 현실에서 저를 만난 적이 있다고요? 거짓말이죠?"

"기억나지 않으시면 못 본 걸로 하겠습니다."

"아, 장난치지 마세요. 제가 잊어버리기엔 몸이 너무 좋으신데요?"

정말 A는 나를 알아보지 못했다. 내가 어줍대두멸치였을 땐 여덟 시간 동안 같이 그림을 그려도 얼굴을 모르던 A였는데, 몸이 변하자 먼저 연락을 해온 것이다. 변한 거라고는 몸이 좋아졌다는 것 하나뿐인데, 그 이유만으로 다른 사람이 나를 대하는 태도가 달라질 수도 있다는 걸 이때 처음 깨달았다.

한 번은 친구들과 양양에 서핑을 하러 갔다. 서핑 강습은 10명이 단체로 강습을 받고, 바다로 나가서 실습을 하는 방식이었다. 강습을 받은 뒤 서프보드를 들고 줄지어 바다에 들어갔다. 그런데 바다에 움푹 파인 구멍이 있었는지, 내가 있는 곳만 수심이 훅 깊어지는 게 아닌가.

바다 수영을 하지 못했던 나는 숨을 헐떡이며 구멍에서 빠져나오려 애를 썼다. 순간적으로 죽음의 공포를 느꼈는데, 다른 사람들은 '쟤 왜 저래', '관심병 환자인가' 같은 눈빛으로 보고만 있었다. 그도 그럴 게, 다른 사람들은 다 가슴까지만 오는 수심이었기 때문이다.

"너 아까 진짜 등신 같더라. 알지?"

서프보드를 끌어안고 겨우 구멍에서 빠져나올 수 있었다. 친구가 말한 '등신'이 방금 전 상황을 잘 요약해 주었다. 자괴감 수치가 맥스를 찍었다. 어서 서핑을 끝내고 양양을 뜨고 싶었다.

"저기 아까 수업 같이 받으신 여자분이 전해달라고 하셨어요."

서핑샵 스태프가 와서 쪽지를 하나 전해줬다. 쪽지에는 이름과 연락처가 적혀 있었다. 나중에 쪽지를 준 그녀에게 연락을 해 보니 이렇게 대답했다.

"나 허우적거리는 거, 없어 보이지 않았어?"
"처음엔 뭐하나 했어. 근데 귀엽더라고? 그 덩치를 하고 그러고 있으니."

몸이 달라지자 더 이상 여자들을 쫓아다닐 필요가 없었다. 어줍대 두멸치에 짝사랑 전문가였던 나는 평생 제대로 된 연애를 할 수 없을 거라 생각했다. 몸이 달라지자, 이처럼 여자들에게 먼저 연락이 오기도 했다.

연애를 하고 싶다고 무작정 이성을 쫓아다니는 것보다, 그 시간에 헬스를 해 몸을 가꾸는 것이 연애 확률을 높여준다. 이는 남자뿐만 아니라 여자도 마찬가지다. 만나는 이성들도 바뀌게 된다. 외모나 능력이 20%는 더 뛰어난 이성들과 데이트를 할 수 있게 되는 것이다.

이 글을 보는 사람 중에는 '응, 아무리 몸 좋아도 얼굴 못 이겨!'라고 생각하는 사람도 있을 것 같다. 머슬툰에서 얼굴과 몸 어느 쪽이 더 끌리는지 밸런스 게임 컨텐츠를 했던 적이 있다. 그중 가장 많은 공감을 받은 댓글이 기억난다.

"몸이 좋으면 못생긴 얼굴도 개성이 되더라고요."

못생긴 얼굴은 누구나 싫어한다. 하지만 개성적인 얼굴은 취향의 영역이 된다.

06
문신 돼지에게
사과를 받다

"평화를 원하는가? 전쟁을 준비하라!"

이사 올 땐 몰랐는데, 내가 사는 지역은 한 블록만 넘어가면 화려한 번화가가 펼쳐지는 곳이다. 확실히 조용하고 고상한 사람들만 사는 동네는 아니었다. 여기 와서 여러 가지 인간 군상들을 만나게 되었고, 본의 아니게 인간 공부, 사회 공부를 하게 되었다.

하루는 집 앞 택배를 가져가기 위해 현관문을 열었는데, 복도에서 온몸에 이레즈미 문신을 한 남자와 여자가 싸우고 있는 걸 발견했다. 현관문 사이로 얼굴만 삐죽 내밀고 있었던 나는 도대체 무슨 상황인지 파악하느라 바빴다.

바로 그때, 여자가 남자에게 선빵을 날렸다. 남자도 처음에는 맞기만 하다가, 여자의 목을 잡고 조르기 시작했다.

"신고 좀 해주세요!"

순간 여자가 나를 보고 경찰에 신고해달라고 외쳤다. 그제야 나를 발견한 남자는 황급히 여자를 끌고 들어가 버렸다. 동거 커플끼리의 흔한 싸움이라고 생각하기엔 상황이 위험하게 느껴졌다. 망설일 것 없었다. 바로 핸드폰을 꺼내 들어 경찰에 신고했다.

그리고 얼마 후, 새벽 1시쯤 벨이 울렸다. 나는 별 의심 없이 경찰이라고 생각했다. 경찰에서 상황에 따라 목격자 진술이 필요할 수도 있다고 했으니까. 인터폰을 들자 수화기 너머에서 거친 목소리가 들려왔다.

"그쪽이죠? 경찰에 신고한 거."
"누구세요?"
"옆집이요."

문신 돼지는 인터폰으로 고래고래 소리를 질렀다. 그 여자가 딴 남자를 만났다느니, 술을 몇 병을 먹었다느니 헛소리를 하다가 마지막에 본색을 드러냈다.

"남의 집 일에 상관하지 마세요. 알았어요? 그러다 큰일 나요."

글로는 표현이 되지 않지만, 말투가 썩 위협적이었다. 기분이 유쾌하지 않았다. 난 신고해달라고 해서 한 것뿐인데 왜 저런 소리를 들어야 할까. 당장 문을 열고 따지고 싶었지만, 더 문제를 크게 만들기 싫어 그냥 넘어갔다.

그리고 일주일 후, 집 근처 공원 화장실에서 문신 돼지를 다시 만났다(눈에 띄는 문신이라 바로 알아볼 수 있었다). 상대방도 나를 알아본 눈치였다. 그냥 무시하고 일을 봤는데, 화장실 앞에서 문신 돼지가 나를 기다리고 있었다.

"저번에 신고한 쪽 맞죠?"
"그쪽 여자 친구가 신고해달라고 해서 한 겁니다."
"아, 그러니까 신고를 왜 하냐고. 왜 남의 집 일에 끼어들어?"
"그럼 여자 친구한테 뭐라고 해야죠. 저는 신고해달라고 해서 한 거뿐입니다."

정작 신고해달라고 한 여자 친구는 말릴 생각도 하지 않고 뒤에서 팔짱만 끼고 있었다. 나는 대체 무슨 이유로 이런 상황에 빠져있는 걸까 현자 타임이 몰려왔다.

문신 돼지의 얼굴은 점점 가까워졌다. 문신 돼지가 얼굴을 코앞까지 들이밀고 말했다. 흥분한 콧김이 느껴졌다.

"존나 어이없네. 그러니까 남에 집 일에 끼어들지 말라고 하잖아."

상대방이 내가 사는 집도 알고 있겠다, 내 얼굴도 알게 된 마당에 이제는 그냥 못 넘어가겠다 싶었다.

"뭐 어떻게 하고 싶어요? 하고 싶은 대로 해드릴게요. 남자답게 한 판 하고 싶으십니까?"
"뭐 남자답게? 아이고, 운동 좀 하셨어요?"

순간 문신 돼지의 시선이 내 가슴으로 옮겨갔다. 당시 인클라인 벤치프레스에 한참 빠져서 윗가슴이 많이 커진 상태였다. 티셔츠 위로 튀어나온 가슴이 생각보다 컸는지, 건장한 내 몸을 본 문신 돼지는의 목소리에서 약간의 떨림이 느껴졌다.

"깡패에요? 힘으로 할 거면 법이 왜 있어요? 급식도 아니고 다 큰 어른들끼리 뭐 하자는 거예요? 그, 뭐…… 그렇게 한 판 뜨면? 그다음은? 동네에게 계속 볼 텐데 자신 있어요? 동네 사람들끼리 사이 좋게 지낼 생각을 해야지."

문신 돼지는 갑자기 말이 많아지기 시작했다. 그때까지 가만히 있던 문신 돼지의 여자 친구는 그제야 그를 말리기 시작했다. 그렇게 문신 돼지는 못 이기는 척 자리를 떴다.

"다음에는 이렇게 안 넘어갑니다. 조심 좀 합시다."

마지막까지 문신 돼지는 위협을 멈추지 않았다. 나도 가만히 듣고만 있지 않았다.

"뭘 다음에 해요. 하고 싶으면 지금 합시다. 도망가지 말고."

결국 아무것도 하지 못한 채 뒤로 돌아서는 문신 돼지를 보며 어이가 없었다. 한편으로 운동을 하길 잘했다는 생각이 들었다. 만약 멸치였던 시절의 나였다면 문신 돼지가 그냥 돌아섰을까? 아마도 아닐 것이다.

헬스를 부정적으로 생각하는 사람들은 헬스인들의 근육을 관상용 근육이라고 말한다. 하지만 그렇지 않다. 적어도 남자에게 근육은 완벽한 보호막이 되기도 한다. 힘으로 해결할 거면 법이 왜 있냐고 하지만, 세상을 살다 보면 법보다 주먹이 가까운 상황을 경험하게 된다. 여자를 때릴 정도로 막 나가는 남자라면 나에게도 폭력을 쓰지 말라는 법이 없다.

평화를 원한다면 전쟁을 준비하라는 말이 있다. 평화를 원한다면, 유사시에 스스로를 지킬 힘이 있어야 하지 않을까.

07
어딜 가나 듣는 질문, 무슨 운동 하세요?

"3대 500 웹툰 작가 비컵남자입니다."

게으르게, 하지만 꾸준히 운동을 했던 나는 2023년 3월 1일 드디어 3대 500을 달성했다. 기록은 벤치프레스 130kg, 스쿼트 180kg, 데드리프트 190kg이었다.

3대 500을 달성한 이후에는 보다 다양한 방식으로 헬스를 즐기고 있다. 가장 기초이자, 가장 어려운 3대 운동을 꾸준히 했더니 다른 운동을 배우지 않아도 금방 잘할 수 있게 된 것이다.

최근에는 바디 프로필을 준비하며 일시적으로 운동 볼륨을 주 4회로 올려 보았는데, 부상은 한 번도 당하지 않았다. 처음 주 2회 운동은 부상 방지의 목적도 있었으나, 그렇게 꾸준히 운동하며 근육의 쓰임과 안전한 운동 방법도 체득하게 된 덕분이다.

〈머슬툰〉을 통해 헬스라는 취미를 공유하는 다양한 사람들을 만날 수 있었다. 다양한 브랜드와 협업을 진행했고, 그로 인해 내가 운동을 보고 배웠던 운동 인플루언서들을 직접 만날 수 있었다. 그들 중 몇 명과는 같이 촬영도 하며 친해졌다. 방구석에서 만화만 그리던 나에게는 상상하기 힘든 인연이다.

한때 웹툰을 연재하는 동안 계속 목 견인기와 복대를 차고 살았는데, 지금은 모두 캐비닛에서 먼지만 뒤집어쓴 채 방치되어 있다. 운동을 한 덕분에 바른 자세를 유지하는 힘이 생겼다. 아이디어가 고갈되었을 때, 간단한 운동을 통해 새로운 아이디어를 불러오는 방법도 알게 되었다. 웹툰은 엉덩이 싸움이지만, 의자에 앉아 있는 시간만 길다고 좋은 작품이 나오는 것도 아니었다.

내가 어렸을 땐 테즈카 오사무의 《불새》, 이와아키 히로시의 《기생수》 등 일본 만화를 보면서 만화가의 꿈을 키웠다. 나도 국내뿐 아니라 다양한 국적, 다양한 문화의 독자들에게 내 만화를 보여주고 싶었다. 그리고 세월이 지난 지금은 내 작품을 일본, 미국, 중국, 프랑스 등 세계 8개국에 선보이고 있다. 운동을 하며 지치지 않는 기초체력을 얻었기 때문이다.

여기서 끝이 아니다. 앞서 말했듯이 인스타그램에서 연재를 시작한 〈머슬툰〉도 인기를 끌고 있다. 인스타그램을 사용하고, 헬스에 관심이 있는 사람이라면 〈머슬툰〉은 한 번쯤 본 만화가 되었다. 현재 우리나라에서 가장 유명한 헬스 만화라고 해도 과언이 아니라고 생각한다.

당연히 수입도 예전보다 많이 늘어났다. 2022년에는 순수익으로 무려 1억을 벌었다. 2022년 기준으로 연봉이 1억 이상인 직장인은 상위 3%뿐이다. 세상엔 거인들이 많으니 이 금액도 누군가에게는 적은 금액일 수 있을 것이다. 그러나 바로 작년인 2021년 내 수입은 3천만 원도 되지 않았던 걸 생각하면, 얼마나 가슴 벅찬 성장인지 모른다.

몸뿐만 아니라 정신적으로도 강해졌다. 근육이 성장하는 방식은 '일보 후퇴, 이보 전진'이다. 기존 근육에 감당하기 어려운 부하를 주면 얼핏 근육은 약해진 것 같다. 하지만 충분한 영양과 휴식을 주면 근육은 더 강하게 새로 태어난다.

'나를 쓰러뜨리지 못하는 고통은 나를 성장시킬 뿐'이라는 말이 있다. 헬스를 하면서 항상 그 말을 되뇌게 된다. 어줍대두멸치로 길거리에서 어깨빵을 당하고 쌍욕을 들었던 경험도, 좋아하는 여자에게 잔인하게 차였던 경험도 나를 쓰러뜨리지 못했다. 그 모든 경험들이 지금은 다 소중하게 느껴진다. 나를 더 성장시켜 주었기 때문이다.

이제 헬스는 나에게 떼려야 뗄 수 없는 삶의 일부분이다. 내가 헬스를 하며 얻은 기적과 같은 경험을 이 책을 읽는 사람들도 느낄 수 있었으면 좋겠다.

〈구경꾼〉
좋아하는 이성을 쫓아 다닌다.

〈게으른 헬스〉
만나고 싶은 이성이 된다.

Chapter 04

몸짱을 만드는 지도 : 구경꾼

**"운동?
내가 왜?"**

01
운동, 그거
먹는 건가요?

구경꾼은 매일 조금씩 나빠지는 자신의 몸을 보면서도 아무런 대책 없이 살아간다. 그에게 헬스나 운동은 딴 나라 얘기일 뿐이다. 그는 운동을 동경하며, 동시에 미워한다. '나도 저런 몸이 되고 싶어!'라고 생각함과 동시에 '운동보다 중요한 게 많아', '내가 운동할 시간이 어디 있어'와 같이 생각하는 것이다.

몸을 위해 아무런 노력도 하지 않는 그들은 사실 아무것도 하지 않으려고 많은 노력을 쏟아붓고 있다. 아무것도 하지 않는 것에는 생각보다 많은 노력이 필요하다.

그는 몸짱으로 살아간다는 것을 다른 사람에게 설득시키는 데 노력하며 산다. 왜 자신이 아무런 노력을 하지 않는지 변명하는 데 창

의력을 쓰며 살아가는 것이다. 남자라면 여자 친구에게 왜 이렇게 가슴이 처졌는지, 왜 배가 이렇게 나왔는지, 왜 같이 셀카를 찍으면 턱선이 보이지 않는지 설득해야 한다. 여자라면 남자 친구에게 어디가 허리고 어디가 골반인지, 왜 데이트만 하면 쉽게 지치고 힘들어하는지 설명하려 노력해야 한다.

구경꾼들은 주변 사람들에게 나는 내 몸에 만족하고 행복한 인생을 살고 있다고 설명한다. 그러나 그 얘기를 들은 사람들은 고개를 갸우뚱한다. 누가 봐도 그들은 자신의 잠재력을 마음껏 발휘한 적이 없기 때문이다.

삶에는 우선순위라는 게 있다. 다음은 구경꾼의 우선순위다.

1. 가족

2. 연인

3. 성공

4. 돈

.

.

.

99. 뽀삐 산책시키기

100. 운동

이처럼 구경꾼에게 운동이란 인생 모든 미션을 다 처리한 후, 그래도 시간이 나면 해보는 추가 미션이다. 물론, 실제로 인생의 모든 미션을 다 처리하는 일은 영원히 오지 않는다. 설사 그런 날이 오더라도 운동은 하지 않는다. 그땐 또 새로운 미션이 찾아올 뿐이다.

중요한 사실은 운동과 행복, 연애, 사회적인 성공 등은 서로 밀접한 연관을 맺고 있다는 것이다. 앞서 얘기한 내 경우만 봐도 그렇다. 몸이 좋아지고 나서 더 좋은 사람과 연애를 할 수 있었음은 물론이고, 사회생활에도 자신감이 생겼다. 사람은 첫인상으로 상대방을 판단하는데, 몸이 좋다는 건 자기 관리의 상징과 같기 때문이다. 하지만 내 스토리만을 근거로 삼아 얘기하면 누군가는 이런 의문을 가질 수도 있다.

"그냥 자기한테만 해당하는 얘기 아니야?"

그래서 운동이 직접적으로 인생에 어떠한 도움을 주는지, 검증된 연구를 통해 살펴보고자 한다.

02
하루 6분으로 수능 점수를
올릴 수 있다면?

우리는 흔히 인지 능력이나 정신적 능력을 종합해 지능이라고 부른다. 운동이 몸에 미치는 영향보다 정신에 미치는 영향, 좀 더 정확하게 지능을 올려 준다면? 운동을 바라보는 구경꾼의 시선도 달라져야 할 것이다.

과학자들은 1960년대부터 운동과 지능의 상관관계에 대해 연구했다. 하지만 닭이 먼저인지, 달걀이 먼저인지 알 길이 없었다. 똑똑한 사람이어서 운동을 많이 하는 것일까, 아니면 운동을 해서 똑똑해진 것일까?

군복무를 한 1백20만 명의 스웨덴 남성으로부터 얻은 자료에 답이 있다. 스웨덴에선 입대하는 날, 신병들을 대상으로 검사를 진행했다. 자전거 페달을 돌릴 수 없을 때까지 돌리는 지구력 테스트, 근력 테스트, IQ 테스트가 그것이다.

26년간 1백20만 명이 넘는 스웨덴 남성이 이 검사를 받았다. 최근 이 검사를 취합해 보니 운동과 지능 사이 명확한 상관관계가 있음이 드러났다. 평균적으로 몸이 튼튼한 남성이 지능도 높았다. 체력 검사에서 높은 성적을 받은 남성이 낮은 성적을 받은 남성보다 유의미하게 IQ가 높았던 것이다.

여기서 끝이 아니다. 과학자들은 이 검사를 추적해 더 놀라운 결과를 마주했다. 튼튼한 몸을 가졌던 사람이 학업 성취도가 높았고, 더 나이가 들었을 때(약 40세 정도) 더 높은 임금을 받을 가능성도 크다는 것을 밝혀낸 것이다.

게다가 몸이 튼튼한 젊은이는 우울증에 걸릴 확률도 낮았으며, 자살을 시도하는 경우도 더 적었다. 정신질환뿐만 아니다. 나중에 간질이나 치매에 걸릴 위험도 적은 것으로 나타났다.

또 한 가지 사례가 있다. 2011년에 진행된 '자발적인 자전거 타기는 해마 유전자의 변화를 반대로 되돌린다Kohman(2011), voluntary wheel running reverses age-induced changes in hippocampal gene expression'라는 연구에서는 실내 자전거를 규칙적으로 타는 사람들과 타지 않는 비슷한 연령대의 사람들을 비교해 보았다.

실험을 시작하기 전, 자전거를 타는 사람과 자전거를 타지 않는 사람은 비슷한 기억력 결과를 기록했다. 그러나 6주가 지나자 자전거를 타는 사람들이 체력은 물론, 기억력 검사에서 더 좋은 성적을 거두기 시작했다. 연구가 계속될수록 그 차이는 더욱 현저하게 벌어졌다. 자전거를 타는 사람의 뇌를 MRI로 연구해 보니 자전거 타기가 기억 중추인 해마에 미치는 영향이 드러났다.

이처럼 운동과 지능의 상관관계를 연구한 수많은 논문과 자료들은 한 가지 사실을 향하고 있다. 운동을 하면, 머리가 좋아진다! 하지만 이러한 결과에도 불만을 얘기하는 사람이 있을지 모르겠다.

"머리가 좋아지려면 6주나 운동을 해야 한다고? 그 힘든 걸 어떻게 6주나 해?"

더 정확한 실험 결과를 얻기 위해 6주간 운동을 진행한 것이지, 사실 운동은 지능에 즉각적인 영향을 미친다. 실제로 앞선 기억력 검사에서 가장 좋은 성적을 거둔 사람은 검사 바로 직전에 운동한 사람들이었다.

여기 또 하나의 예가 있다. 스웨덴에서 5학년 학생 백 명에게 4주 동안 매일 신체 활동을 하라고 지시했다. 신체 활동 전과 후에 일련의 심리 검사를 진행했다. 그 결과, 신체 활동을 한 후 심리 검사에서 학생들의 집중력이 더 높아졌을 뿐 아니라 정보처리 속도까지 빨라졌다. 이 챕터를 읽은 사람들은 이미 이런 결과를 예상했을지 모른다. 하지만 이건 예상하지 못했을 것이다. 그 신체활동은 불과

6분간 이루어졌을 뿐이다!

특별히 격렬한 운동을 한 것도 아니다. 축구 경기나 기계체조용 안마를 뛰어넘는 수준이었다. 이 프로그램은 4주 동안 진행되었으나, 단 한 번으로도 효과가 있었다.

인류는 대부분의 시간 동안 사냥을 하며 살아 왔다. 그리고 뇌 또한 그런 삶 속에서 살아남기 위해 진화했다. 인류는 살아남기 위해 도망치거나, 사냥감을 사냥하기 위해 격렬하게 움직일 때 최고의 집중력을 발휘해야만 했다. 그 DNA는 지금까지 변하지 않았다.

선조 인류의 행동 연구에 따르면, 사냥 등 격렬하게 움직이는 활동에 하루 2~3시간을 썼을 것이라 한다. 인간의 뇌는 그때와 변하지 않았다. 책상머리에 앉아 있을 때, 종일 같은 자리에서 보고서를 쓸 때가 아니라 열심히 움직이며 신체 활동을 할 때 뇌는 비로소 최대의 효율을 발휘하는 것이다.

특히 스웨덴에서 이러한 연구가 활발히 진행되고 있으며, 몇몇 학교에서 수업 전의 신체 활동을 통해 긍정적인 결과를 내고 있다. 스웨덴의 〈예테보리스 포스텐〉과 SVT 뉴스에서도 '심박수와 함께 상승하는 성적'으로 이러한 내용을 보도한 바 있다.

멀리 스웨덴의 예를 들지 않아도 우리 주변에서도 이런 사례를 찾을 수 있다. 책상머리에서 종일 고민해도 답이 나오지 않았던 문제가 일어나 걷기 시작하자 해결된 경험이 있지 않은가? 내내 답답했던 기분이 공원 산책 한 번으로 해소된 경험이 있지 않은가?

이처럼 운동은 몸의 건강뿐 아니라 지능에도 영향을 준다. 여기서 끝나는 게 아니다. 운동은 부정적인 기분에서 당신을 구해 준다.

03
운동을 하면
우울감에서 해방된다

성인 10명 중 2명이 항우울제를 복용하고 있는 시대다. 발달된 기술은 우리를 다른 사람과 비교하도록 만들었다. 이로 인해 더 쉽게 우울감이나 불안, 스트레스를 느끼게 되었다. 운동으로 인생을 바꾼 사람들이 운동의 가장 큰 장점으로 꼽는 건 아이러니하게도 몸의 건강이 아니었다.

미국의 심리학자 제임스 블루멘셜은 우울증에 시달리는 사람 156명을 연구했다Blumenthal(1999), Effects of exercise training on older patients with major depression. 블루멘셜은 실험 참가자들을 세 그룹으로 나누었다. A 그룹은 가장 많이 처방되는 항우울제 졸로푸트를 주고, B 그룹은 일주일에 세 번씩 30분 운동하게 했다. C 그룹은 운동과 약 복용을 병행했다.

4개월 후, 실험 참가자 대부분은 우울증이 없다고 여길 정도로 호전되었다. 중요한 것은 항우울제를 복용한 A 그룹만큼 B 그룹 역시 우울증에서 벗어났다는 것이다. 바꿔 말해 운동은 우울증 약을 먹는 것만큼 효과적이라는 얘기다. 놀라긴 아직 이르다. 블루멘셜의 연구는 이후에도 이어졌다.

그는 운동의 효과가 단기적인 것에서 그치는 게 아닌지 우려했다. 나도 우울감과 무기력함에 젖어 1년 반을 히키코모리로 지냈기 때문에 잘 안다. 우울증을 앓고 있는 사람들은 괜찮아진 듯 해도, 다시 금방 방문을 걸어 잠그곤 한다. 1cm짜리 빙판 위에서 탭댄스를 추고 있는 것과 같다.

블루멘셜은 실험 참가자들을 6개월간 추적 관찰한 결과 더 흥미로운 사실을 발견했다. 운동한 사람들은 우울증이 재발한 경우가 10명 중 1명, 8% 정도였다. 반대로 약물 치료를 한 사람들은 재발률이 3명 중 1명, 38%에 이르렀다. 운동은 최소한 항우울제만큼 효과가 있거나, 그보다 훨씬 강력한 지속력을 나타낸 것이다.

많은 사람들이 이러한 운동의 효과에 대해 잘 알지 못하는 건, 자본주의의 논리 때문이다. 개발비에 수백만 달러가 드는 항우울제에 아무 돈이 들지 않은 운동이 묻혀버린 건 그다지 놀라운 일이 아니다.

더 많은 증거가 있다. 최근 과학자들은 우울증 치료에 운동이 사용된 논문 30편을 골랐다. 그 중 무려 25편에서 운동이 우울증에 유의미한 효과가 있다는 사실을 입증했다. 심지어 격렬한 강도의 운동도 필요 없었다. 20~30분 가벼운 걷기만으로도 우울증을 막고, 기분이 좋아진다.

스트레스에 시달리는 사람에게 운동이 해결책이 된다는 얘길 하면 많은 이들이 놀란다. 대부분 휴식이 해결책이라고 생각하기 때문이다. 운동은 휴식과는 거리가 멀어 보인다.

인류가 사냥을 하며 살아갈 때, 움직임이 없는 사람은 아프거나 죽어가 경쟁력을 상실한 사람뿐이었다. 신체가 건강한 사람들은 위협이 다가오면 도망치거나, 저항해 살아남았다. 체력이 좋아야 살아남을 확률도 높았을 것이다. 위험에 대항할 수 있다면 대항할 능력이 없는 사람보다 당연히 스트레스를 덜 받을 것이다.

신체 단련을 하지 않는 사람들은 무의식중에 스스로가 약하다고 생각하기 쉽다. 그래서 작은 소리에도 예민하게 반응한다. 작은 일에도 집중력이 크게 흐트러진다. 초식동물이 작은 소리에도 깜짝 놀라는 것과 마찬가지다.

반면 신체 단련을 한 사람들은 포식자나 위협이 와도 스스로 헤쳐 나갈 수 있는 능력이 있다고 느낀다. 집중력이 쉽게 흐트러지지 않는다.

그렇다면 '스스로 강하다는 생각이 들 때까지 운동을 해야 하는 것 아닌가?' 하는 의문이 들 수도 있겠다. 하지만 다음 연구를 보면,

그렇지 않은 모양이다.

미국에서 불안 민감도가 높은 대학생을 둘로 나누어 한 그룹은 고강도 운동을 하도록 하고, 한 그룹은 저강도 운동을 하도록 했다. 둘 다 힘든 프로그램은 아니었다. 결과적으로 두 그룹 다 불안감이 크게 낮아졌다. 운동하는 시간뿐 아니라 이후 24시간 동안 불안함을 적게 느꼈다. 더 놀라운 것은 이 효과가 실험 후 일주일까지 유지되었다는 것이다.

내가 운동을 충분히 수행할 수 있는 능력이 있다는 것을 느끼는 수준의 신체 활동만으로도 불안과 스트레스에서 벗어날 수 있다.

04
운동은 공황장애를
치료한다

숨이 멎을 것 같았다. 눈앞이 뿌옇게 변했다. 4월 선선한 날씨, 버스에선 에어컨이 빵빵하게 나오고 있었지만 전신이 땀으로 흠뻑 젖었다. 먹은 것도 없는데 속에 있는 걸 다 게우고 싶었다.

광역 버스라 내릴 수도 없었다. 내가 할 수 있는 건 좁은 좌석에서 몸을 앞뒤로 움찔거리는 것뿐이었다. 옆자리에 앉은 승객이 불안한 눈빛으로 나를 곁눈질했다. 버스가 강남역에 도착하자, 옆자리 승객은 누구보다 빠르게 일어나 도망쳐 버렸다. 겨우 버스에서 내리고 나자 호흡이 돌아왔다. 내가 처음으로 경험한 공황장애였다.

나는 직업의 특성상 출퇴근이 없다. 당연히 출퇴근 시간 대중교통을 이용할 일도 없다. 그날은 강남에서 건강 검진이 있는 날이었는데, 검진 시간이 9시 30분에 잡혀서 어쩔 수 없이 출퇴근 버스와 지하철을 이용해야 했다. 게다가 그 전날 역하기로 유명한 내시경 약을 먹은 상태였다. 부족한 수면 시간에 메스꺼운 뱃속, 출퇴근 시간 대중교통까지 겹쳐 공황장애를 겪게 된 것이다.

내가 직접 경험하기 전까지는 '공황장애? 그거 멘탈이 약한 사람들이나 겪는 거잖아!'라고 생각했었다. 아니었다. 공황장애는 갑자기, 누구에게나 찾아올 수 있는 것이었다.

아마 여기까지 읽은 사람은 '그래, 운동이 공황장애도 없앤다는 내용이겠지?'라고 예상할지 모르겠다. 그 예상이 맞는지 확인하기 전에 우리는 스트레스에 관해 알아볼 필요가 있다.

운동을 한 번도 해보지 않은 구경꾼이라도 '코르티솔'이라는 호르몬에 대해 들어본 적이 있을 것이다. 아주 간단히, 스트레스 물질이라고 보면 된다. 우리가 위협적인 상황에 빠지면, 코르티솔이 분비된다.

코르티솔 분비는 긍정적인 효과를 가져오기도 한다. 적당한 스트레스는 집중력을 끌어올려 줄 때도 있기 때문이다. 예를 들어 다수의 청중 앞에서 발표를 해야 하는 상황을 상상해 보자. 심장박동은 올라가고, 뇌는 아주 작은 변화에도 빠르게 대응한다. 평소에 길을 걸어 다닐 땐 주변 사람의 표정에 일일이 신경 쓰지 않는다. 그러나 발표할 때는 청중 하나가 얼굴을 일그러뜨린다면 빛의 속도로 눈길이 갈 것이다.

코르티솔이 필요 이상으로 과하게 분비되는 경우, 스트레스 상황을 넘어 공황 발작까지 경험하게 된다. 이처럼 미쳐 날뛰는 코르티솔에 브레이크를 걸어주는 고마운 존재가 있다. 바로 '해마'다. 해마는 뇌의 기억 중추인데, 스트레스 상황에서 코르티솔과 팽팽한 줄다리기를 한다. 내용이 어렵게 느껴진다면 코르티솔은 스트레스를 부르고, 해마는 스트레스에 빠지는 것을 막아준다는 것만 알고 넘어가자.

스트레스 상황이 마무리되면 코르티솔 수치 역시 떨어진다. 그러나 코르티솔이 떨어지지 않거나 스트레스 상황이 장시간 이어질 경우, 해마에 부정적인 영향을 미친다. 장기간 코르티솔이 높은 수치를 이어가면 해마의 크기가 줄어든다. 해마가 줄어들면 어떻게 될까? 스트레스 저항성이 점점 내려가게 된다. 만성 스트레스에 시달리는 사람의 뇌를 검사하면, 평균보다 해마가 살짝 작아져 있는 상태라고 한다.

스트레스를 막는 브레이크 역할인 해마가 그 기능을 상실해 갈수록, 더 빈번하게 스트레스를 받는다. 이쯤 되면 스트레스가 더 큰 스트레스를 부르는 상황이다. 만성 스트레스에 시달리는 사람은 종종 적절한 단어를 까먹거나, 기억 장애를 겪기도 한다. 원래 해마가 기억력과 관련되어 있기 때문이다.

여기서 두둥! 운동이 등장한다. 운동을 하는 동안에도 코르티솔 수치가 올라간다. '잠깐, 코르티솔은 스트레스를 불러오는 나쁜 놈이라며? 괜히 내가 운동을 싫어하는 게 아니야. 역시 운동은 스트레스가 맞아!'라고 생각하는 사람도 있을 것이다. 그것도 틀린 말은 아니다. 운동을 하는 동안은 근육에 더 많은 에너지와 산소가 필요하다. 에너지와 산소를 운반하는 혈류 증가를 위해 심장박동은 빠르게 높아진다. 우리가 스트레스를 받는 상황과 마찬가지다.

하지만 운동이 스트레스 상황과 다른 부분이 있다. 운동을 마치고 나면 코르티솔 수치는 운동을 시작하기 전보다 더 낮은 수치까지 떨어진다. 규칙적으로 운동하면 코르티솔 상승폭 자체가 줄어들게 된다. 여기서 중요한 점은 운동이 아닌 다른 이유로 발생한 스트레스의 코르티솔 상승폭도 줄어들게 된다는 것이다. 몸이 튼튼해지면 같은 스트레스 상황에서도 스트레스를 덜 받는 이유다.

나도 친한 친구들과 멀어졌을 때, 헬스장에 간 순간만큼은 모든 것을 잊고 운동에만 집중할 수 있었다. 그때는 '몸이 힘드니까 힘들다는 생각밖에 못하는구나'라고 단순하게 생각했다. 하지만 아니었다.

이건 나 혼자만의 경험이 아니다. 많은 사람들이 운동을 하는 동안은 스트레스에 덜 민감해진다고 말한다. 오늘 종일 회사에서 스트레스를 받는 일이 있어도, 헬스장에 오면 스트레스에서 해방되는 경험을 하는 것이다.

05
80세 젊은이가 될 것인가, 40세 노인이 될 것인가?

"당신은 6세 이전 무슨 일이 있었는지 기억하는가?"

대부분의 성인은 6세 이전에 무슨 일이 있었는지 기억하지 못한다. 2세 이전의 기억을 갖고 있는 사람은 없다고 말해도 될 정도다 (기억하고 있다는 사람은 대부분 가족으로부터 전해 들은 정보로 기억할 뿐이다).

사람의 뇌는 주변 환경과 상호작용을 하며 정보를 저장한다. 걸음마에 익숙하지 않은 6세 이전의 기억이 희미한 이유다. 활동 범위가 협소하기 때문이다. 영유아기 시절엔 주변 사물을 탐색하며 새로운 자극을 받는 일이 드물다A.M.Glenberg and J.Hayes, 2016, Contribution of

Embodiment to solving the riddle of infantile Amnesia. 뇌는 새로운 자극을 통해 새로운 기억을 생성한다.

이는 노년기 기억력 감퇴와도 깊은 연관이 있다. 노인은 청년이나 중년층보다 덜 움직인다. 인간은 나이가 들어가며 다시 아기와 같아진다고 한다. 노인은 영유아와 마찬가지로 활동 범위가 제한된다. 노인의 기억력이 감퇴하는 이유다.

반응 속도 역시 느려진다. 인간관계가 고립되며 새로운 자극이 없어진다. 평소에 당연히 할 수 있던 행위(가벼운 등산, 간단한 요리 등)를 포기하게 되면 우리 뇌는 스스로를 '이런 동작을 더 이상 하지 않는 사람'으로 인식한다. 그리고 나아가 '필요 없는 사람'이라는 자아를 키워간다.

이는 노화가 불러오는 최악의 상황이다. 갓 태어난 아기처럼 누워서 아무것도 할 수 없게 되는 순간, 신체는 급격하게 노화를 맞이한다. 그렇다. 침대에 누워 지내는 시간이 길어지자, 순식간에 하얗게 새어버린 내 외할머니의 머리카락처럼 말이다.

구경꾼들은 충분히 젊은데도 신체 활동 '따위'에 시간을 할애하지 않는다. 40대인데 이미 건강을 잃어버린 사람도 있고, 80세가 넘은 나이에도 산악회 회장으로 매주 산에 오르는 사람도 있다. 나이가 많음에도 젊음을 유지하는 사람들의 공통점은 적극적인 신체 활동을 놓지 않는 것이다.

근감소증은 노화에 따른 기억력 감퇴와 의욕 상실을 불러오는 주

원인이다. 60세부터 72세까지 몸을 많이 움직이지 않는 남성 12명을 대상으로 실시한 연구에서 12주 동안 3번 근력 운동을 실시한 결과 힘과 근육량이 증가했다. 더 나이가 많은 양로원 거주자들에게 8주간 저항 운동을 실시한 결과, 근력은 174% 증가했다. 고령에도 근력 운동을 통해 근육을 키우는 것이 가능하다는 증거다.

근력 운동을 평소에 해보지 않았던 노인에게는 헬스장에 다닌다는 것 자체가 어려운 과제일 수 있다. 노인보다 활동량이 많은 청년에게도 헬스장을 꾸준히 나가는 건 쉽지 않은 과제다. 그래서 200페이지가 넘는 잔소리를 늘어놓고 있지 않은가.

자신의 체중을 이용한 운동부터 반드시 제대로 된 선생님에게 배우길 추천한다. 그래도 근력 운동이 다가가기 어렵게 느껴진다면, 정말 소소한 신체 활동으로도 뇌 기능을 향상할 수 있다.

2018년 '최소 활동'이라는 개념이 큰 파장을 일으킨 적이 있다. 스와베 카즈야와 마이클 야사가 중심이 된 국제 연구팀은 사람들에게 정말 가벼운 신체 활동 딱 한 가지만 시켰다. 실내 자전거 10분, 그것마저도 심박수를 거의 올리지 않는 운동이었다. 신체 활동 후, 그들에게 비슷하지만 다른 문제를 보여줬다. 예를 들어 방금 만난 사람의 이름이 수지인지 지수인지 같은 문제 말이다. 미묘한 차이를 알아채야 하기 때문에, 생각보다 어려운 문제였다.

자전거를 탄 사람은 즉시 효과가 나타났다. 기억 중추인 해마의 활동성, 연결성, 학습 및 기억과 연관된 뇌 기능이 향상되었다. 아주 간단한 계단 오르기, 자연 속에서 흙길을 걷기 등의 활동만으로도 다른 사람보다 10년은 젊게 살 수 있다.

외할머니에게 배운 점이 한 가지 더 있다. 내가 히키코모리였던 시절, 밖에 나가지도 않고 방구석에서 부정적인 감정만 키우던 그때의 나는 30대지만 늙은이의 뇌를 갖고 있었다. 반면 외할머니는 쓰러지시기 전까지 80세가 넘은 나이임에도 30대인 나보다 훨씬 다양한 사람들을 만나 사랑을 주고받으며 사셨다. 외할머니는 나보다 젊은 삶을 사셨다.

누구에게나 노화는 찾아온다. 생물로서 당연한 수순이다. 하지만 어떻게 나이가 들어갈지는 선택할 수 있다. 노인이 되었기 때문에 누워 있는 것인가? 아니면 누워 있기로 정했기 때문에 노인이 되어가는 것인가?

06
나는 운동할
시간이 없어

운동에 대한 중요성은 알겠다. 건강하게, 오래 살려면 운동을 해야 한다는 것도 이해했다. 하지만 그럼에도 불구하고 구경꾼들은 늘 핑계를 댄다. 그들은 항상 시간이 부족하다. 운동뿐 아니라 생활 전반에 걸쳐 시간이 없다는 말을 입에 달고 산다.

앞선 챕터에서 테슬라 CEO 일론 머스크의 예시를 들었다. 현재 테슬라는 미국 시가총액 10위 안에 드는 거대 기업이다. 그런 거대 기업의 CEO라면 세상에서 가장 바쁜 사람 중 하나라 해도 과언이 아니다.

일론 머스크는 최근 운동에 관해 아래와 같이 말했다. "할 수만 있다면, 운동은 전혀 안 하고 싶다!" 구경꾼들은 이 말에 환호할지 모르겠다. 그러나 이를 바꿔 말하면, '운동은 하고 싶진 않지만, 반드시 해야 하는 것'이라는 내용이 된다. 실제로 일론 머스크는 웨이트 트레이닝을 비롯해 태권도, 가라데, 유도, 주짓수 등 다양한 운동을 즐기는 것으로 알려져 있다.

일론 머스크의 시급은 추정 8억 7천만 원이다(단순 계산이라 시장 상황에 따라 차이가 클 것이니 그냥 상상할 수 없을 정도로 많다고 생각하자). 1시간에 8억 7천을 벌어들이는 사람도 주 2회 이상 운동을 한다. 가치로 환산하면 일주일 17억 원 이상의 돈 대신 운동을 선택한 것이다.

그렇게 운동을 하는 이유가 뭘까? 답은 간단하다. 그에게 운동이란, 17억 원 이상의 가치가 있기 때문이다.

"시간이 너무 부족해."
"다음에 보자. 너무 바빠서."

이런 말을 달고 사는 사람들 중 90%는 정말로 바쁜 게 아니다. 그들에게 부족한 건 시간이 아니라 능력이다. 능력이 뛰어난 사람은 시간을 효율적으로 쓴다. 공부든 업무든 인간관계든 효율적으로 하면, 얼마든지 시간은 만들 수 있다.

효율화라는 말이 잘 와닿지 않을지 모르겠다. 예를 들어 설명해 보겠다. 내가 어줍대두멸치였던 시절, 운동이라고는 들숨 날숨 운동이 전부였던 나의 생활 패턴은 다음과 같았다.

[기상 후]
억지로 일어나 비관적인 생각과 불길한 예감에 잠기기.
1시간 동안 오늘 무슨 옷 입을까, 나갈까 말까 고민하기.

[기상 후~점심]
비몽사몽한 상태로 소파와 작업 책상을 왔다 갔다 하
기. 마감 시간이 부족해 자는 시간을 줄였기 때문. 필
사적으로 쏟아지는 잠과 맞서지만, 결국 점심을 먹자
마자 곯아떨어지고 만다.

[점심~저녁]
낮잠에서 일어난 후, 오늘은 망했다고 생각한다. 동시
에 오늘 운동을 가야 하나 말아야 하나 고민이 시작된
다. 1시간 후에는 가야지, 30분 후에는 가야지, 15분 후
에는 가야지 마음 한 켠에 고민을 남겨둔 채 불편한 작
업을 이어간다.

[운동을 간 날]

그래도 운동은 했다는 안도감이 든다. 하루 종일 고민과 걱정, 비효율적인 시간을 보냈지만, 왠지 오늘 열심히 산 것 같다. 역시 사람은 운동을 해야 한다니까!

[운동을 안 간 날]

나는 쓰레기야. 어떻게 하루 종일 꼭 운동가겠다 마음먹고 안 갈 수가 있지? 대체 내가 할 수 있는 게 뭘까? 하체 한 지 일주일도 넘었는데. 스쿼트 중량은 또 떨어지겠군. 끔찍해. 이럴 거면 그냥 운동 때려치워, 등신아.

[저녁 시간~취침 시간]

잠깐. 오늘 금요일이잖아! 아직 나한텐 주말이 남아 있어. 주말에 운동 보충하면 되지. 기적 같아. 일주일이 7일이라는 게 얼마나 다행인지!

가만있자 그럼 주말 동안 해야 하는 게 친구랑 저녁 약속, 밀린 업무, 헬스장 2번, 집 청소, 빨래, 장보기까지. 할 수 있다. 진짜 한다. 진짜로. 그렇게 잠이 든다. 당연히 주말 헬스장은 가지 않는다.

하지만 '게으른 헬스'를 시작한 후, 내 생활 패턴은 이렇게 바뀌었다.

[기상 후]

일어나 간단히 아침을 먹는다. 아침을 먹는 것만으로 몸에 에너지가 돌고, 비관적인 생각도 잦아든다. 어제보다 오늘이 나은 점 두 가지를 기록한다. 어제 미리 골라둔 옷을 입고, 바로 밖으로 나간다.

[기상 후~점심]

집 앞 카페에서 기상 후 3시간을 효율적으로 쓴다. 가장 집중력이 높은 시간이기 때문이다. 중요한 업무 메일, 머리를 써야 하는 글쓰기, 콘티 등을 이 시간에 끝낸다. 집중력이 떨어진 시간에 3시간은 걸릴 일도, 이 시간에 하면 2시간 안에 끝낼 수 있다.

[점심~저녁]

헬스장에 가기 싫은 날(주로 하체 하는 날이다)은 산책이라도 하고 간다는 생각으로 헬스장 쪽으로 걷는다.

걷기 같은 간단한 신체 활동만으로 지능이 올라가고, 스트레스를 해소하는 효과가 있다. 일단 헬스장 앞까지 오게 되면 역시 '헬스장에 오는 게 가장 힘든 것'이라는 말을 몸으로 느끼게 된다. 헬스장 문 앞까지만 가면 어느새 몸을 풀고 있는 나를 발견하게 되는 것이다. 걷는 것조차 힘들게 느껴지는 날은 그냥 미련 없이 집으로 복귀한다. 몸은 하루아침에 좋아지지 않는다. 운동이 습관이 되어야 몸이 좋아진다. 누구나 운동이 하기 싫은 날이 있다. 그럴 때 너무 푸시하면 습관이 되기 어렵다.

[운동을 간 날]
운동을 하며 스위치를 전환한다. 사람은 기계적으로 같은 일만 반복하면 집중력이 떨어지게 되어 있는데, 중간에 적극적으로 몸을 움직인 게 일하는 데에도 도움이 된다. 기상 직후와 마찬가지로 운동을 다녀온 후 2시간은 집중력이 높아져 있는 상태다. 8시간 동안 할 일을 이 5시간에 끝낸다.

[운동을 안 간 날]

운동을 안 간 것보다 더 나쁜 건 운동을 안 가서 불편한 마음이다. 오늘은 운동을 안 간 날이 아니라 근육과 관절에 휴식을 주는 날이다. 나는 더 나은 삶을 위해 운동하는 것이다. 운동을 빠졌다고 해서 불편한 마음을 갖는 건 더 나은 삶을 사는 데 도움이 안 된다.

[저녁 시간~취침 시간]
자기 전, 다음 날 아침에 신경 쓰이는 일들을 모두 미리 해놓는다. 나는 내일 입을 옷과 가방을 미리 싸 둔다. 그럼 다음 날 아침에 중요한 일에만 집중력을 사용할 수 있다. 간단한 메일 답신 등은 취침 전 한 번에 묶어서 해결한다.

이런 식으로 집중력이 높은 시간대만 잘 활용해도 하루 중 여유 시간을 1~2시간은 만들 수 있다. 이외에도 레버리지를 하거나 AI 프로그램 등을 활용해 시간을 효율적으로 사용할 수 있다.

시간이 없다는 말은 평계에 불과하다. 시간이 없다는 말은 곧, 능력이 없다는 말과 같다.

07
운동 없이는
성공도 없다

베스트셀러 작가이자 미국의 경제 분석가인 탐 콜리tom coley는 233명의 부자를 대상으로 그들의 성공 비밀을 연구했다. 그 결과, 대부분의 부자들은 매일매일 30분 이상 운동을 했다고 한다.

성공한 거인들의 자서전, 자기계발서를 읽어 보면 반드시 운동에 대한 얘기가 나온다. 동양, 서양, 과거, 현재를 막론하고 가장 많이 나오는 얘기이니 모든 사람에게 적용된다고 봐도 될 것이다.

자, 정리해 보자. 운동은 지능을 높여 준다. 이 효과는 즉각적이며, 꾸준히 할수록 그 효과는 커진다. 운동을 꾸준히 하는 사람은 사회적으로 성공할 가능성이 높았으며, 기억력 또한 뛰어났다. 치매, 간질, 알츠하이머와 같은 치명적인 질병에 걸릴 가능성도 낮았으며,

자살률 또한 낮았다. 현재까지 나온 모든 우울증 약 가운데 가장 효과적이다. 스트레스 역치를 낮추어 공황장애나 정신적인 문제에 내성을 만들어준다.

아, 한 가지 가장 중요한 걸 빼먹었다. 이 모든 구성이 공짜라는 것! 책의 지면을 무한정 할애할 수 없기 때문에 운동의 효과 일부는 간단히 정리했다.

Chapter 05

몸짱이 되고 싶은 철새들 : 기부자

**"또 작심삼일이군.
내가 이럴 줄 알았지!"**

01
작심삼일의
대명사

1월 1일, 올해도 버킷리스트를 적어 본다. 헬스장 꾸준히 가기. 작년에도 같은 목표를 적었던 것 같지만 이번만큼은 다르다. 이번에는 무려 PT까지 결제한 것이다. 원래 자본주의 사회에서는 쓰는 만큼 하는 법이다. 통장은 '텅장'이 되었지만, 내 몸에 투자하는 것만큼 가치 있는 소비가 어디 있겠는가.

그렇게 헬스장 매출이 확 뛰어오른다. 헬스장 사장은 생각한다.

'음, 다음 달은 회원권 가격을 조금 내려도 되겠어.'

헬스장에 가면 1개월 회원권과 3개월 회원권 가격이 크게 차이나지 않는다. 3개월 회원권에 비하면 1개월 회원권은 터무니없이 비싼 가격 같다. 내가 실제로 다녔던 헬스장의 가격표는 다음과 같다.

OO헬스장 회원권 가격

1개월 18만 원

3개월 23만 원

6개월 35만 원

12개월 52만 원

(부가세 별도)

한 달 가격으로 계산해 보면 3개월 회원권은 7만 원대, 6개월 회원권은 5만 원대, 1년 회원권은 4만 원대로 떨어진다.

이렇게 장기권으로 갈수록 가격이 큰 폭으로 떨어지는 이유는, 그게 이득이기 때문이다. 헬스장 홍보 문구로 쓰기도 좋다. '월 4만 원대에 호텔 헬스장 기구를 사용해 보세요!'와 같은 문구 말이다.

헬스장에 오랫동안 꾸준히 나오는 사람이 드물수록 장기권으로 인한 이득이 크다. 1년 회원권을 끊고 3개월만 나오는 사람이 수두룩하기 때문이다. 헬스장을 운영하는 지인은 1년 동안 꾸준히 나오는 사람은 10명 중 2명 수준이라고 한다.

그럼 남은 기간 환불하면 되지 않느냐고 하겠지만, 대부분의 환불 규정이 헬스장에 유리하게 되어 있다(제도적으로 개선되어야 하는 부분이라 생각한다). 기부자들도 '언젠가 가겠지', '다음 달부턴 진짜 빡쎄게 조진다!'와 같은 생각으로 군이 환불을 하지 않는 경우가 많다.

불편한 진실은 이렇게 헬스장에 돈을 기부하는 사람들 덕분에 꾸준히 다니는 사람들이 더 저렴한 가격에 이용할 수 있다는 것이다. 백 명이 1년 회원권을 끊어 놓고 한 명도 빠짐없이 같은 시간 헬스장을 이용한다면, 헬스장 벤치엔 남는 자리가 남아나지 않을 것이다.

그러나 기부자가 되고 싶어서 헬스장에 가는 사람은 없다. 이 책을 읽는 사람들 중에도 내가 설마 기부자가 될 거라고 생각하는 사람은 단 한 명도 없을 것이다.

기부자들은 자기 행동의 결과로 부정적인 경험이 생길 거라 생각해 뒷걸음친다. 이런 사람들은 성공에 대한 두려움을 갖고 있다. 그들은 이미 헬스를 경험해 보았고, 결실을 얻는 데 실패했다. 그래서 '어차피 난 안될 거야' 같은 패배 의식과 무기력함에 젖어 있다.

실제로 그들을 실패하게 만드는 건, 그들이 스스로를 그렇게 정의해버렸기 때문이다. 기부자들은 운동뿐 아니라 다른 영역에서도 비슷한 모습을 보인다.

'시험에서 낙제했어. 다시는 밤새워 공부하지 않을 거야.'

'주식이 반토막 났어. 다시는 투자하지 않을 거야.'

'남자 친구한테 차였어. 다시는 남자 안 만나.'

'회사 일과 안 맞아. 실업급여 일만 맞춰서 나갈 거야.'

'나 하나 모범을 보인다고 뭐가 달라져? 쓰레기 아무데나 버릴 거야.'

이 모든 것이 기부자들이 스스로를 방어하는 모습이다. 중요한 건 기부자들이 자신을 방어하는 것 또한 큰 에너지를 소모한다는 것이다. 어쩌면 헬스장에 가서 운동하는 것만큼 큰 에너지를 말이다. 어차피 같은 에너지를 소모한다면 긍정적인 쪽으로 사용하는 게 낫지 않겠는가?

기부자들은 본인의 의지가 부족해 헬스장을 꾸준히 다니지 못한다고 생각하곤 한다. 그렇게 간단한 문제는 아니다. 기부자들이 헬스장을 꾸준히 다니지 못하는 이유는 헬스장이 두렵기 때문이다. 이 챕터에서는 기부자들이 작심삼일인 이유와 그 해결책에 대해 알아본다.

02
기부자들은 헬스장을
두려워한다

당연한 말이지만, 몸이 좋아지려면 헬스장에 가야 한다. 그런데 헬스장에 처음 간 사람들에겐 헬스장의 분위기 자체가 벽이 되기도 한다. 헬스장에는 왠지 모르게 경쟁적이고, 불편한 분위기가 흐른다. 어떤 사람들은 이렇게 말한다. '무섭다'고.

한 유튜버는 그걸 '프리웨이트 존에 남성 호르몬 결계가 쳐져 있어서'라고 했다. 웃기려고 한 말이겠지만, 더 웃긴 건 그 말이 정답이라는 사실이다. 헬스장에서 운동하는 사람들은 실제로 본능이 앞서는 오스트랄로피테쿠스, 원시인에 가깝다.

헬스장에 있는 사람들은 미개하다.

남성 호르몬(테스토스테론)은 남자에게도 여자에게도 존재한다. 보통 남자에게 더 많지만, 드물게 여자인데도 남성 호르몬이 많은 사람이 존재한다. 남성 호르몬은 경쟁심, 서열 싸움, 공격성 등을 불러일으킨다. 대체적으로 남자들이 여자들보다 경쟁심이 강한 건 높은 남성 호르몬 때문이다.

　남성 호르몬에는 좋은 특징도 많다. 사회적으로 성공한 리더들은 남성 호르몬이 높다. 다른 사람보다 높은 위치에 서려고 하기 때문이다. 리더들은 리스크를 감수하는 능력이 필요한데, 안정적인 성향을 가진 사람만 있다면 사회는 발전하기 어렵다.

　남성 호르몬은 근육을 생성하는 데 가장 중요한 요소이기도 하다. 아무리 운동을 열심히 해도 남성 호르몬이 없으면 근육은 만들어지지 않는다. 같은 운동을 해도 남성이 여성보다 근육이 비교적 더 쉽게 생기는 이유다.

　스테로이드의 주요 효능도 남성 호르몬 수치를 비정상적으로 높여 주는 것이다. 비토 벨포트라는 격투기 선수가 있다. 비토 벨포트는 남성 호르몬이 줄어들어 정상적인 남성 생활(?)이 불가능하다고 주장하며 TRT 처방을 받았다. TRT는 남성 호르몬을 인위적으로 높여 주는 치료법이다. 경쟁심과 승부욕이 필요한 운동선수에게 남성 호르몬은 필수이기 때문이다.

　그 결과, 그는 운동선수로 황혼기에 접어드는 30대 후반의 나이에 UFC(세계 최고의 격투기 대회) 타이틀에 도전하는 등 화려한

커리어를 이어갔다. 하지만 많은 관계자들은 TRT가 스테로이드라며 비난했다. 결국 UFC에서는 TRT를 금지했다. 비토 벨포트는 어떻게 되었을까?

파워와 스피드, 근육의 사이즈까지 몰라보게 줄어든 그는 이후 연전연패를 거듭하다가 격투기 무대에서 은퇴했다. 그 정도로 남성 호르몬과 근육은 밀접한 연관이 있다.

그럼 스테로이드 말고 남성 호르몬을 높일 수 있는 방법은 없을까? 있다. 대표적으로 헬스와 같은 중량 운동이다. 그리고 그것이 기부자들이 헬스장에 적응하기 힘들어하는 이유이다.

많은 연구에서 고강도 근력 운동은 남성 호르몬을 상승시켜 준다는 것이 입증되었다2010, Acute testosterone and cortisol responses to high power resistance exercise. 스쿼트로부터 남성 호르몬은 60% 증가하였고, 데드리프트, 벤치프레스와 같은 다양한 관절이 쓰이는 운동에서 뚜렷한 남성 호르몬 증가가 관찰되었다. 스쿼트 만큼은 아니지만, 머신을 이용한 중량 운동에서도 유의미하게 남성 호르몬이 증가하였다.

우리의 기대와는 다르게(?) 근력 운동으로 증가된 남성 호르몬은 근 성장에 큰 도움이 되지 않는다. 유지 시간이 짧기 때문이다2017, The role of hormones in muscle hypertrophy. 운동으로 증가된 호르몬은 15분에서 1시간 내로 다시 떨어지는 것으로 관찰되었다.

하지만 이 시간 동안 증가한 남성 호르몬은 사람을 평소보다 경쟁적이고 공격적으로 만든다. 보다 서열에 민감해지게 되는 것이다. 호르몬이 기분에 미치는 영향은 매우 강력하다. 우리가 통제하고 싶다고 통제 가능한 영역이 아니다. 순간적으로 높아진 남성 호르몬은 다양한 형태로 표출된다.

평소에는 옆 사람한테 특별히 관심이 없던 사람도 헬스장에서는 옆 사람의 스쿼트 무게와 내 무게를 비교하게 된다(경쟁심). 헬스장에 가서 몸 좋은 사람들이 많으면 괜히 주눅이 든다(서열 싸움). 나보다 몸이 좋은 사람은 없었으면 좋겠다(공격성).

앞서 헬스장 사람들이 오스트랄로피테쿠스에 가깝다고 했는데, 헬스장 바깥에 있을 때보다 남성 호르몬이 지배하는 본능이 강해지기 때문이다. 물론 순간적으로 올라간 남성 호르몬 정도로 우리가 현대인이라는 것을 잊는 일은 없다. 하지만 크든 작든 사람을 경쟁적으로, 공격적으로, 서열에 민감하게 만드는 데는 충분하다.

특히 여자들은 이러한 분위기에 익숙하지 않다. 여자들은 대부분 남자들보다 사회성이 더 높고, 공감성 수치가 높다. 남자들이 많다는 환경 자체만으로 불편해하는 여자들이 많은데, 여기에 더해 남자들이 경쟁적이고 서열에 민감해져 있는 상태라면? 그 장소가 불편하게 느껴지는건 어찌보면 당연하다.

헬스장에서 운동을 하는 여자는 순간적으로 높아진 본인의 남성 호르몬에 당황하기도 한다. 내가 쓰려고 하는 머신에서 30분째 핸드폰하고 있는 사람에게 버럭 화를 내고 싶은 욕망을 느껴본 적은 없는가? 평소의 자신 같으면 그냥 다른 데로 갔을 텐데 말이다.

헬스장에 꾸준히 나가는 여자들은 이러한 부분에 적응하기도 한다. 오히려 남자들보다 더 빠르게 말이다. 여자들은 헬스장에 존재하는 다수인 남자들과 직접적으로 경쟁하는 관계가 아니기 때문이다.

하지만 이는 매우 소수에 불과하다. 헬스장에 등록한 여자 10명 중 9명은 1년을 넘기지 못하는데, 이러한 분위기가 일조하는 것도 사실이다.

03
헬스장에만 가면 기가 죽는 이유 :
사회성의 부재

　인간은 아주 오랜 시간 동안 포식자의 위치에 존재해 왔으나, 다른 포식자보다 떨어지는 힘을 가지고 있었다. 1:1로는 사자, 표범, 하이에나, 늑대 등 다른 포식자와의 경쟁에서 살아남을 수 없었다. 그래서 인간은 무리 지어 사냥했고, 다른 어떤 동물보다 사회적이라는 특성을 지니게 되었다.

　현대 사회에서도 사회성이 없으면 성공하기도, 살아남기도 힘들다. 우리는 크든 작든 서로 도움을 주고받는다. 다른 사람이 없으면 나도 살아남을 수 없다.

　그러나 헬스장은 이러한 사회성을 필요로 하지 않는 공간이다. 각자 자신의 루틴대로 운동한 후 귀가할 뿐이다. 이건 다른 운동과 비교해 보면 헬스만의 특징적인 부분임을 알 수 있다.

나 역시 헬스를 시작하게 된 이유가 다른 사람과 교류가 없어도 된다는 부분 때문이었다. 헬스장에서는 '안녕하세요!', '수고하세요!' 외에는 말할 일이 없었다. 그냥 내 운동할 것만 하고, 쓱 나오면 그만이다. 다른 사람과 관계를 맺고 싶지 않았던 시절의 나에게 딱 맞는 운동이었다.

"크로스핏은? 크로스핏은 헬스와 같이 근력 운동이잖아. 그런데 크로스핏은 헬스장 같은 분위기가 아닌데?"

이렇게 반문하는 이들도 분명 있을 것이다. 하지만 크로스핏과 헬스 사이엔 매우 큰 차이가 있다. 크로스핏 역시 같은 중량을 다루지만, 사회성 역시 중요한 요소로 작용한다는 것이다. 크로스핏을 다녀본 사람은 알겠지만, 같은 타임에 온 사람들과 인사하는 것부터 시작한다. 다른 사람과 짝을 지어 운동할 때도 있다. 코치가 파이팅을 외치면 다른 사람들도 따라 하며 서로를 응원하는 분위기가 만들어진다.

크로스핏은 운동 중에 서로 소통할 수밖에 없는 구조이고, 운동 전후로 하는 스몰토크 역시 헬스장에는 없는 요소다. 그래서 F45 같은 타바타 운동 프로그램의 경우, 근력 운동에 기반했음에도 불구하고 여자들의 비율이 높다.

남성 호르몬이 높은 남자라도 사회생활을 조금이라도 해 보면, 세상은 혼자 살아갈 수 없는 곳이라는 걸 알게 된다. 하지만 헬스장에선 이러한 사회 활동이 일시적으로 정지된다. 여기에 더해 높아진 남성 호르몬은 이른바 '헬린이'가 적응하기 어려운 분위기를 만들어 낸다.

또 한 가지, 다른 운동과 큰 차이가 있다. 바로 리더의 부재다. 크로스핏의 경우 코치라는 확실한 리더가 존재한다. 나머지는 리더를 따르는 추종자들이 되므로, 자연스럽게 서열 정리가 끝난다. 리더가 확실하고, 그가 이끄는 대로 행동하면 되니 같은 추종자들끼리 경쟁심을 보일 이유가 없는 것이다.

다른 운동도 마찬가지다. 수영은 강사에게 배우지 않으면 물에 뜨는 것조차 힘들다. 필라테스도 마찬가지다. 주짓수, 복싱, 레슬링 등 격투기는 파트너가 반드시 있어야 한다. 축구, 야구 같은 구기 종목, 배드민턴 같은 생활체육은 말할 필요도 없다.

반면 헬스장은? 헬스장에 10명이 운동 중이라면, 리더만 10명이 있는 셈이다. 헬스장에선 몸 좋은 사람이 최고일 것 같지만, 각자 따로 운동하는 마당에 모두에게 리더로 받아들여질 수는 없다. 리더로 인정받기 위해선 다른 사람에게 영향력을 미칠 수 있어야 한다. 헬스장에서는 아무리 몸이 좋은 사람이라도 리더가 될 수 없는 이유다.

정리하자면 헬스만큼 사회성을 필요로 하지 않는 운동은 매우 드

물다. 결과적으로 다른 사람들의 도움을 가장 필요로 하는 초심자
의 경우, 이러한 분위기를 더 어렵게 느낄 수 있다. 기부자들이 헬스
장을 두려워하는 이유이다.

04
홈트 먼저 하고 헬스장 가겠다는 이상한 사람들

나는 헬스장에 가기 전, 1년에 걸쳐 주 2~3회씩 집과 공원에서 턱걸이를 했다. 처음에는 정자세로 한 번도 하기 힘들었다. 당연하다. 평소 운동을 하지 않는 사람이라면 한 번도 제대로 수행하기 힘든 게 턱걸이다. 하지만 반복 연습을 통해 1년 후 헬스장에 등록할 때쯤, 나는 턱걸이를 5번 정도는 수행할 수 있게 되었다.

처음부터 헬스장에 가서 운동하면 되는 걸, 왜 홈트레이닝을 했을까? 헬스장에 가서 무시받기 싫었기 때문이다. 운동 못한다고, 멸치라고 눈치를 줄까 두려웠다.

내 두려움은 실제 경험을 토대로 생성된 것이었다. 20대 초반쯤 헬스장에 간 적이 있었다. 몸 좋고 열심히 운동하는 사람들 사이에서 몸무게 59kg의 깡마른 멸치는 홀로 발가벗겨진 기분이었다. 다른 사람이 의식하든 의식하지 않든 나는 부끄러웠다. 그래서 헬스장에 가기 전에 홈트부터 했던 것이다.

나는 최근까지도 내가 유별난 성격이라 그랬다고 생각했다. 하지만 아니었다. 얼마 전 헬스장에 등록하는 데 물어볼 게 있다며 아는 동생에게 연락이 왔다. 헬스장 시설은 어떤 걸 봐야 하고, 어떤 걸 조심해야 하는지 이런저런 대화를 나누었다.

"그래서 운동은 언제부터 할 거야?"
"아직 모르겠어요. 일단 홈트로 몸 좀 만들고."
"헬스장 가서 만들면 되잖아."
"미리 좀 만들고 가야죠. 무시당하지 않으려면."

그렇다. 헬스장에 가기 전, 미리 몸을 만들려고 한 건 나 혼자만이 아니었던 것이다. 실제로 〈머슬툰〉을 보는 많은 독자들의 제보를 통해, 홈트로 몸을 만든 후 헬스장을 가겠다는 사람들이 훨씬 많이 존재한다는 것을 알게 되었다.

'일본어 학원에 가기 전에 일본어 초급 정도는 떼고 가야지.'
'미술학원 다니기 전에 데생까진 떼고 가야지. 가서 무시당하면
안 되잖아.'

이렇게 생각하는 사람들은 없다. 헬스장은 다른 체육관, 학원과는 확연히 다른 분위기가 존재하기 때문이다.

운동 안 해도 서열이 높은 2가지 타입

헬스장에 대한 두려움이 없는 사람도 존재한다. 첫 번째 부류는 평소에 서열 싸움과 경쟁심을 잘 느껴보지 못한 사람들이다. 평소에도 서열과 경쟁에 관심이 없기 때문에 헬스장에서 잠깐 남성 호르몬이 올라간 정도로는 변화를 느끼지 못한다.

이들 중 많은 수가 낮은 남성 호르몬, 높은 여성 호르몬을 갖고 있다. 이들은 공감과 화합을 중요하게 생각하며, 평소에도 다른 사람과 신경전이나 트러블을 잘 일으키지 않는다. MBTI로 말하자면 INFP 같은 사람들이다.

두 번째 부류는 기본적인 피지컬이 뛰어난 사람들이다. 그렇다면 피지컬이 뛰어나다는 말은 정확히 무엇일까? 아래 기준을 살펴보자.

-키가 190cm에 가까운 남성 또는 172cm 이상의 여성

-다른 운동을 오랫동안 하다가 헬스로 넘어온 사람

-운동을 하지 않았는데도 운동한 것처럼 뛰어난 체형 등

세상은 공평하지 않다. 어떤 사람은 기본 피지컬이 80점에서 출발하는 반면, 어떤 사람은 50점에서 출발한다. 50점에서 출발한 사람은 매일 닭 가슴살만 먹고 헬스장에서 살아도 80점을 못 넘을 수 있다.

기본적으로 피지컬이 뛰어난 사람들은 헬스를 하지 않아도 스스로의 서열이 높다고 느낀다. 그 때문에 쉽게 주눅 드는 일도 없다.

헬스장에서 남자들은 여자들을 1도 신경 쓰지 않는다

헬스장 회원 비율을 살펴보면 여성보다 남성의 수가 많은 것을 알 수 있다. 드라마나 영화에서는 헬스장에 있는 남자들이 여자들에게 들이대는 모습을 연출할 때가 많다. 진짜 헬스장에 다니는 남자들은 여자를 찾아 두 눈을 부릅뜨고 다닐까? 결론부터 말하자면 헬스장에서 여자는 남자에게 절대 1번이 될 수 없다.

앞서 말했듯이 헬스장이라는 장소의 특성상 남성 호르몬 분비가 다른 곳보다 활발하게 이루어진다. 이 말은 즉, 그곳에 있는 남성들이 경쟁 상태에 돌입한다는 뜻이다. 마치 아프리카 사자처럼 말이다.

아프리카의 사자들은 다른 수컷 사자와의 경쟁에서 밀리는 순간 자신을 따르는 암컷 사자를 비롯해 모든 것을 잃어버린다. 다른 수컷 사자가 주변을 어슬렁거리면 그들은 암컷 사자에 집중하지 않는다. 오로지 눈앞에 있는 수컷 사자, 자신의 상대만을 노려볼 뿐이다.

헬스장에서 운동하는 남자들은 딱 그런 상황에 놓여 있다. 아프리카 사자들처럼 물고 뜯으며 싸울 수 없으니 계속 서열은 정해지지 않는다. 은은한 기 싸움만 유지될 뿐이다. 그런 상황 속에서 다른 여성 회원을 신경 쓸 겨를은 없다. 이를 세 줄로 요약하면 다음과 같다.

1. 헬스장에선 모든 사람의 남성 호르몬이 평소보다 높아진다.
2. 남성 호르몬은 서열 싸움, 경쟁심, 공격성, 기 싸움과 연관이 있다.
3. 이러한 헬스장 분위기는 헬스 초보자들에게 벽이 되기도 한다.

우리들은 잘 알지 못하는 것에 대해 공포를 느낀다. 외계인이나, 심해에 두려움을 가지는 것도 인류가 아직 도달하지 못한 영역이기 때문이다.

우리 선조들은 가뭄 등 자연재해가 일어나면 신의 분노라며 두려워했다. 왜 자연재해가 일어나는지 알지 못했기 때문이다. 과학의 발전으로 자연재해가 발생하는 이유에 대해 알게 된 현대인들은 선조들만큼 가뭄을 두려워하지 않는다. 이제 헬스장이라는 장소의 특징과 분위기를 이해했으니, 당신도 헬스장을 두려워하거나 불편해하지 않길 바란다.

헬스장 빌런을 대하는 가장 현명한 대처

이제 초보자들도 헬스장에 빠르게 적응할 수 있을 것이다. 하지만 세상에는 항상 예외가 존재하는 법. 어쩌면 당신은 '헬스장 빌런'을 마주할 수도 있다. 그럴 때는 겁내지 말고 다음과 같이 생각해 보자.

저 사람이 나를 자꾸 쳐다보는 건 남성 호르몬의 특징인 경쟁심 때문이야. 중량 운동을 하면 누구나 남성 호르몬이 상승하니까. 저 사람도 평소에 저렇게 행동하는 사람은 아니야. 헬스장에서 벌어지는 아주 일시적인 현상에 신경을 쓰지 말자.

자꾸 과하게 소리를 내는 사람 때문에 불편해. 저건 정도가 너무 심하잖아. 아! 생각해 보니 저 사람은 저렇게 소리를 침으로써 자신의 서열을 과시하는 것이로

구나. 남성 호르몬은 서열에 민감하니까, 자기 과시욕도 섞여 있겠지.

왜 저 사람은 헬스장에서 복싱 연습, 골프 동작을 하는 것일까? 몸을 보니 헬스를 많이 해 본 사람은 아닌 것 같아. 스스로 헬스장에서 서열이 낮아 보이는 것 같아 자기방어 기재가 발동하는 것이로구나. 저런 행동을 함으로써 '나는 복싱, 골프를 주로 하는 사람이야. 헬스가 전공이 아니라고! 그러니까 몸이 좋아 보이지 않는 건 당연한 거야. 나도 복싱, 골프에선 서열이 높으니까 우습게 보지 마!'라고 주장하고 싶은 거야.

세트마다 덤벨을 집어던지는 저 사람은? 남성 호르몬의 특징인 공격성이 저런 형태로 드러나게 되는 것이로구나.

탈의실도 아닌데 상의를 벗고 포즈를 취하는 사람이 신경 쓰여. 저렇게 자신감을 과시함으로써 내가 가장 서열이 높다고 주장하고 싶은 걸까? 저 사람이 아무리 몸이 좋아도 밖에서 옷을 벗고 포즈를 취하지는 않지. 지금은 중량 운동으로 인해 남성 호르몬이 높아졌기 때문이야. 신경 쓰지 말고 내 운동을 하자.

헬스장 빌런들이 왜 그렇게 행동하는지 알면, 그들로 인해 받는 스트레스도 훨씬 줄어들 것이다. 앞서 언급한 것과 마찬가지로 우리는 모르는 존재를 대할 때 스트레스를 느낀다. 이제 그들의 속마음을 알게 되었으니, 더 이상 그들은 나에게 어떠한 영향력도 미칠 수 없다. 당신에게 헬스장이 마음 편안한 장소가 되길 바란다.

마지막으로 헬스장의 분위기에 대해 알기 쉽게 설명하기 위해 '헬스장에 있는 사람은 미개하다'라고 했는데, 사실은 그 반대다. 헬스장에서는 남성 호르몬이 높아져 잠깐 본능이 앞서는 상태지만, 앞서 설명한 대로 꾸준한 운동은 지능을 발달시킨다.

05
기부자라는 것은
퇴보하겠다는 뜻이다

헬스장에 있는 대다수의 사람은 평범한 몸이라도 유지하기 위해 운동한다. 어떤 사람은 헬스장이 산소호흡기라고 표현하기도 한다. 산소호흡기를 달고 있어서 생명 유지라도 하는 거지, 떼는 순간 가는 거 한방이라고 표현한다. 특히 30대가 되면 몸은 커다란 변화를 겪는다. 30대에 들어서면 몸은 2가지 선택 중 하나를 강요당한다.

첫 번째 선택지는 나이가 들어감에 따라 망가지는 몸을 방치하는 것이다. 대한비만학회에서 발행한 '2023 비만 팩트 시트'에 따르면 20대 남녀의 비만율은 30.4%다. 반면 30대의 비만율은 41.4%로, 20대보다 11% 높은 비만율을 기록하고 있다.

굳이 이런 자료를 가져오지 않아도 나이에 따른 몸의 변화는 누구나 실감하고 있을 거라 생각한다. 20대에는 아무리 먹어도 살이 찌지 않던 사람도 30대부터는 먹는 게 그대로 살로 변하는 것 같다.

나 역시 똑같은 변화를 거쳤다. 나는 20대 내내 아무리 먹어도 살이 찌지 않는 체형이었다. 하지만 30대가 되자 매끈했던 아랫배가 점점 나오기 시작했다. 처음에는 '드디어 나도 70kg을 넘어 보는구나!'하고 기뻤는데, 몸무게는 70kg을 훌쩍 넘어 75kg까지 순식간에 불어났다. 가장 많이 나갔을 땐 87kg이었다. 키 177cm에 87kg이면 고도비만까지는 아니지만, 그 무게가 턱과 배에 집중됐다는 게 문제였다. 그렇게 나는 ET가 될 때까지 내 몸을 방치해 버렸다.

두 번째 선택지는 클럽 죽돌이 죽순이가 되는 것이다. 여기서 클럽은 물론 헬스클럽을 말한다. 일주일에 5번, 한 번 운동에 2시간이면 사실상 평일 대부분의 여가 시간을 헬스에 갈아 넣어야 한다. 그렇게 하면 몸은 좋아질지 몰라도, 그 좋은 몸을 헬스장에서만 쓴다는 게 문제다.

더군다나 일주일에 5번 운동은 그야말로 이상적인 수치일 뿐. 현실은 학업과 일에 치여 일주일에 두세 시간밖에 낼 수 없는 사람들이 대다수다. 그런 사람들은 전날 회식에서 먹은 술과 안주가 빠지기만을, 그래서 배불뚝이만은 면하자는 생각으로 운동한다. 헬스가 아니라 '회개'를 하는 것이다. 잘못한 것도 없는데. 사회생활을 열심히 한 것뿐인데 말이다.

요즘은 기업의 회식 문화가 많이 사라졌다지만, 내가 일했던 전

직장도 메뉴의 선택권은 한정적이었고, 회식에서 빠지는 데 눈치가 보였다. SNS를 보면 회사를 다니면서도 몸이 좋은 사람들이 수두룩 했다. 그런 사람들을 보면 왠지 모르게 죄책감까지 느껴졌다.

'나는 저 사람들만한 의지력이 없어.'
'나만 퇴보하고 있는 것 같아.'

안타까운 사실은, 운동 방식과 생각의 전환만으로 지금보다 훨씬 좋은 몸이 될 수 있다는 것을 놓치고 있다는 것이다. 일주일에 2시간이면 좋은 몸을 만드는 데 충분한 시간이라는 것도. 일주일 5번, 10시간이나 투자하지 않아도 충분히 좋은 몸을 만들 수 있는 선택지가 있다는 것도.

〈구경꾼〉
평범한 몸으로 평범한 인생을 산다.

〈게으른 헬스〉
특별한 몸으로 특별한 인생을 산다.

Chapter 06

몸짱처럼 보이는 함정 : 단거리 선수

"딱 1년만 열심히 운동하면
완전히 다른 몸이 될 수 있겠지?"

01
내 몸이 목표가 된
사람들

단거리 선수는 몸짱이 되는 시간을 너무 짧게 잡는다. PT는 물론,
일주일 내내 헬스장에서 산다. 바디 프로필 예약은 필수다. 처음에
는 빠르게 몸이 변화한다. 매번 인바디를 잴 때마다 변화가 느껴진
다. 몸이 바뀌는 만큼 맞는 운동복을 사는 재미도 있다. 헬스장의
다른 회원들은 그들을 선수 지망생이나 견습 트레이너 정도로 여
긴다.

단거리 선수는 일이 끝나면 매일 헬스장으로 향한다. 평일 중엔
기본 5번은 운동하고, 주말엔 오전 유산소, 오후 근력 운동으로 하
루 2번 나가기도 한다. 운동이 직업이 아닌 사람에겐 사실상 모든
시간을 운동에 투자하는 셈이다. 그래도 좋다. 하루하루 충만해지

는 기분이다. 어딘가에서 운동이 정신에 미치는 효과가 크다고 하던데, 그 말이 맞나 보다.

아침, 점심, 저녁 모두 식단이다. 모든 생활은 오로지 헬스를 중심으로 돌아간다. 올인이다. 내가 이 정도로 열정을 가지고 한 게 있나 싶다. 하지만 목표했던 바디 프로필을 찍은 후, 3개월 만에 몸은 예전으로 돌아온다.

그동안 너무 많은 걸 참고 살았다. 못 봤던 친구들, 평일 저녁의 여유로움, 못 먹었던 치킨과 디저트까지. 속세 음식은 얼마나 맛있던지! 주말 저녁의 음주가무도 빼먹을 수 없다. 처음 알았다. 소주가 그렇게 단맛이었는지. 딱 한 달만 허리띠 풀고 놀겠다고 생각했는데, 이제 허리띠가 안 맞게 생겼다.

이건 아니다 싶어 부랴부랴 헬스장에 다시 다니기 시작한다. 그러나 일주일에 5번 나가는 건 여전히 부담된다. 내가 이걸 어떻게 했지? 이제 바디 프로필도 끝났겠다, 마음 편하게 운동해도 되지 않을까 싶다. 운동선수도 아니잖아.

그렇게 나가는 둥 마는 둥 하자 예전과 같은 몸을 유지하지 못해 스트레스를 받는다. 몸은 계속 퇴보하는 것 같다. 바디 프로필 사진을 찐친들에게 보여주면 '얘가 너라고?' 대답이 돌아온다. 찍어 놨던 바디 프로필 사진은 다시 내 목표가 되어 버렸다.

물론 이 얘기가 모든 사람에게 해당되진 않는다. 바디 프로필을 촬영한 후에도 꾸준히 운동하는 사람 역시 존재한다. 그러나 바디 프로필 사진이 '나도 저랬을 때가 있었지!' 정도로 남는 사람이 많은 것도 사실이다. 인생은 한 장의 사진이 아니라 수백만 장으로 된 동영상이다. 한 장의 몸짱으로 남을 것인지, 살아 숨 쉬는 동영상으로 살아갈지는 당신의 선택하기 나름이다.

02
매몰 비용의 함정

리니지라는 게임이 있다. 아마 대한민국에서 가장 구설수에 많이 오른 게임일 것이다. 구설수에 오른 이유 중 하나는 과도한 과금 유도다. 리니지는 플레이어 간 PK가 가능하고, 다른 플레이어들과 동맹을 맺어 다른 동맹과 경쟁한다. 내 동맹의 스킬이나 장비가 약하면 다른 동맹에게 이권을 뺏기거나, PK까지 당하게 되는 구조인 것이다. 플레이어들끼리의 경쟁이 심화될 수밖에 없다.

그래서 동맹에서 소위 '큰형'을 맡고 있는 플레이어는 수천만 원, 수억 원에 이르는 과금을 하게 된다. 리니지를 하지 않는 게이머들은 게임 하나에 그렇게 큰돈을 부어버리는 '큰형'들을 조롱하기도 한다.

"미친놈들. 저렇게 돈을 써가면서 게임을 해야 해? 돈이 썩어나냐?"

　하지만 리니지를 해 본 사람이나, 게임 구조를 아는 사람은 '큰형'들을 이해할 수 있다고 한다. 리니지는 플레이어들끼리의 동맹이 매우 강력하게 설계되어 있다('혈'이라고 하는데, 말 그대로 피처럼 끈끈한 동맹관계라는 뜻이 아닐까 싶다). 이 동맹은 게임 속에서만 이루어지는 게 아니고, 현실에서도 끈끈하게 이어간다. 현실에서는 일면식도 없는 사람이 리니지의 같은 동맹이라는 이유로 천만 원에 이르는 집 인테리어를 공짜로 해 주었다는 이야기도 있을 정도다.

　만약 경쟁 동맹의 '큰형'이 1억을 써서 최강 아이템을 뽑았다면, 우리 동맹의 '큰형'도 그만큼 쓸 수밖에 없는 구조다. '큰형'들은 '매몰 비용'이 너무 커졌다고 한다. 이미 게임을 접기엔 너무 많은 시간과 돈을 쏟아부었으니 그만둘 수 없게 된 것이다. 즐겜하기 위해 쓴 시간과 돈이, 오히려 나를 잡아두는 족쇄가 되어 버린 상황이다. 이는 단거리 선수들도 마찬가지다.

　수많은 시간과 노력을 쏟아부었으니 이제는 적당히 하고 싶어도 적당히 할 수가 없다. 무릎 관절이 삐그덕거려도, 부상을 입어도 아픈 몸을 끌고 헬스장에 간다. 운동하다가 다쳐서 수술을 받으러 왔는데, 첫 질문이 '그래서 운동은 언제 다시 할 수 있죠?'다. '매몰 비용'이 너무 커져 버린 것이다. 운동을 하지 않는 사람들은 이해하지 못한다. 왜 그렇게 시간과 돈을 들여 가며 운동을 해야 하는지.

나는 헬스로 대표되는 근력 운동은 일주일에 2번, 많아야 세 번 정도가 적당하다고 본다. 더 많이 운동하는 사람들이 잘못되었다는 건 아니다. 그러나 '기회 대비 얼마나 수익을 창출할 수 있는가?'라는 효율의 관점에서 보았을 때, 일주일 4번 이상의 근력 운동은 손해라고 본다.

03
인스타그램이 바꿔버린
운동 남녀의 삶

앞서 말한 매몰 비용은 단거리 선수를 운동의 노예로 만든다. 회사에서도 노예 생활을 하는데, 퇴근하고 나서도 노예다. 일주일 5번 해야 한다는 생각은 운동을 강박으로 만든다. 운동을 하며 스트레스를 해소해야 하는데, 스트레스가 쌓이도록 만든다.

인스타그램과 같은 SNS와 유튜브는 그런 생각을 더 부추긴다. 많은 책과 연구 결과에서 SNS가 현대인들의 행복도를 떨어뜨린다고 주장한다.

불과 25년 전만 해도 비교 대상은 내 주변 사람들밖에 없었다. 적당히 생기고, 적당한 몸매만 돼도 기죽을 일이 없었다. 하지만 SNS가 등장하고 나서 사람들은 자신을 세계 상위 0.001%와 비교하게 되었다. 이전에는 내 몸도 충분히 좋다고 만족하며 살았는데, 어느 날 갑자기 알고리즘에 뜬 운동 유튜버에 비하면 내 몸은 초라하기 짝이 없다.

사람은 기본적으로 자신에 대해 말하기를 좋아한다. 한 연구에서는 스키에 대해서 자신이 어떻게 생각하는지 말하게 한 다음 다른 사람이 스키에 대해 어떻게 생각할지 추측해서 말해보라고 했다. 연구 결과 피실험자들은 다른 사람의 생각을 추측할 때보다 자신의 생각을 말할 때 전두엽과 측좌핵이 활성화되었다.

여기서 한 가지 재미있는 부분이 있다. 측좌핵은 우리가 섹스를 할 때 활성화되는 부분이기도 하다는 것이다. 섹스로 활성화되는 뇌는 똑같이 자신에 대해 말할 때에도 활성화된다. 남들에게 자신을 증명하고 자랑하는 것이 섹스와 비교될 정도로 기분이 좋은 것이다.

데일 카네기Dale Carnagey는 인간관계를 잘하고 싶다면 먼저 다른 사람의 얘기를 들어 주라고 했다. 사람들은 누구나 자신의 이야기를 하는 걸 좋아해서 이야기를 잘 들어주는 것만으로도 호감을 산다는 것이다.

나에 대해 말하는 것은 우리 선조들이 사회적 유대를 강화하는 방법이기도 했다. 다른 사람과 협력하는 능력을 키울 수 있으며, 다른 사람들이 나에 대해 어떻게 생각하는지 알아낼 기회이기도 했다. 다른 사람이 내 말을 들을 때 어떻게 행동하는지 관찰하면, 자신의 사회적인 위치나 정보를 쉽게 획득할 수 있었다.

메타(구 페이스북) 창립자인 마크 저커버그는 이를 누구보다 효과적으로 활용했다. 선조 인류가 자기 얘기를 할 때 청중은 한 명에서 많아야 10명에 불과했다. 그러나 SNS를 통해 우리는 최소 수십 명에서 수백만 명에 이르는 사람에게 자신을 노출할 수 있게 되었다.

실제로는 다른 사람에게 말하기 힘든 얘기를 오히려 SNS에서 쉽게 얘기할 때도 있다. 현실에서는 다른 사람을 눈앞에 두고 얘기하지만, SNS에서는 불특정 다수를 상대로 얘기하기 때문이다. 눈앞의 상대방이 언짢거나 지겨워하는 표정을 지으면 '내 얘기가 재미없나? 여기까지 해야겠다!'라고 생각하지만, SNS에는 그런 표정이 없다. 우리가 SNS에 흠뻑 빠진 이유이기도 하다(물론 '좋아요'나 댓글 등의 피드백이 있지만, 눈앞의 사람처럼 즉각적으로 반응하지 않는다.).

이렇다 보니 사람들은 매일 SNS 세상 속에 자기 얘기를 늘어놓는다. 그중 가장 대표적인 것이 바로 어렵게 가꾼 아름다운 몸이다. 그들의 사진만 보면 세상 사람들 모두가 운동에 미쳐 사는 것만 같다.

사실 주변을 돌아보면 일주일 2번이라도 헬스장에 꾸준히 나가는 사람조차 흔하지 않다는 것을 알 수 있다(여기서 '꾸준히'라는 것은 2년 이상을 말한다). 운동과 밀접하게 관련된 사람이 아니라면, 일주일 5번 헬스장에 가는 사람을 주변에서 찾기란 여간해서 쉬운 일이 아니다. 하지만 SNS라면 얘기가 달라진다. SNS에서는 일주일 5번 나가는 것이 평균인 것처럼 느껴지기까지 한다.

우리는 이제 눈앞의 상대와 경쟁하지 않는다. 경기도 고양시에 사는 사람이 미국 애틀랜타에 사는 사람에게 경쟁심을 가지는 게 이상하지 않은 세상에서 살고 있는 것이다. 앞서 사람들은 자신의 얘기를 하며 자신의 사회적인 위치나 가치에 대해 파악한다고 했다.

주변 사람들에게 보여줬을 땐 충분히 훌륭한 몸도, SNS에서는 단점투성이 몸이 되어 버린다. 이때 사람들은 현실과 SNS 사이 자신의 사회적인 가치에 대해 괴리를 느낀다. 사람들은 두 가지 선택을 하게 된다. 첫 번째는 SNS를 끊는 것이다. 두 번째는 SNS에서 사회적인 가치를 끌어올리는 것이다.

'SNS는 인생의 하이라이트 필름'이라고 한다. SNS에서 좋은 모습만 보여주려고 하는 건 이러한 사회적인 가치를 올리기 위함이다. 물론 주 5회 운동하는 사람들이 다 SNS를 하는 건 아니다. 하지만 헬스장에서 운동을 하다 보면 SNS 업로드용 '오운완(오늘 운동 완료)' 사진을 찍고 있는 사람이 종종 눈에 띄는 것도 사실이다.

04
주 5회 운동하는 사람들은 멍청하다

몸을 만드는 데 실패하는 이유는 크게 두 가지로 나뉜다.

> 1. 운동을 너무 많이 한다.
> 2. 운동을 너무 하지 않는다.

'운동을 안 해서 몸을 만들지 못하는 건 알겠는데, 너무 많이 해서 몸을 못 만든다니. 이게 말이 되나?'라고 생각할 것이다. 실제로 몸은 6개월 동안 일주일 5번 운동하고 그만두는 것보다 1년 동안 일주일 2번 꾸준히 운동하는 쪽이 더 좋아진다.

앞서 언급했듯 일주일 5번 나가서 운동하는 것은 일반인들에게 상당한 스트레스를 동반한다. 일반인들에게 운동은 우선순위 1번이 아니다. 회사나 학업이 끝나면 휴식이 필요하다. 스트레스를 견디다 못한 뇌에서는 아주 간편한 해결책을 제시한다.

'이렇게 스트레스를 받으며 운동을 해야 해? 때려치우자.'

운동으로 스트레스를 푼다는 사람도 있다. 그런 사람은 이미 다른데서 너무 많은 스트레스를 받고 있을 확률이 높다. 적당한 운동은 스트레스를 해소해 준다. 그러나 무리한 운동은 스트레스를 오히려 상승시킨다.

만성이 된 스트레스 때문에 무리한 운동이 스트레스가 아니라고 착각하는 것이다. 이 사람은 운동보다 주변을 둘러싼 스트레스의 요인을 먼저 해결해야 한다. 그렇지 않으면 장담하건대 1년 안에 만성 스트레스에 이은 병을 얻어 쓰러지거나, 수명을 단축하며 살게된다.

주중에 운동을 못 나가면 주말에 보충해야 한다는 강박에 시달린다. 주말에는 당연히 누구나 쉬고 싶다. 서로 다른 생각이 충돌하며 결국 마음 편한 휴식은 물 건너간다. 이도 저도 아닌 최악의 휴식이다.

휴식에는 세 가지 요소가 필요하다. 휴식과 관련된 대부분의 책에서 주장하는 내용이다.

첫 번째, 휴식이 끝났을 때 편안해야 한다.

우리는 종종 피와 폭력이 난무하는 게임이나 공포 영화 등을 보는 게 휴식이라고 생각한다. 그러나 이런 휴식 방법은 뇌를 흥분시켜 휴식의 질을 떨어뜨린다. 휴식의 진정한 의미는 심신의 안정임을 잊어서는 안 된다.

무리한 운동도 마찬가지다. 우리는 때때로 지친 상태를 소위 '운동이 잘 먹은' 상태로 착각하곤 한다. 근육은 쉬는 동안 성장한다. 휴식의 퀄리티가 낮아질수록, 운동으로 얻을 수 있는 근육도 줄어든다. 취침 직전에 하는 운동은 근육을 위한 게 아니다. 내 만족, 흔히 말하는 정신 승리만을 위한 운동이다.

두 번째, 통제 가능한 휴식이어야 한다.

기본 심리 욕구에 따르면 자율성은 인간의 가장 기본적인 심리 욕구이며, 자신의 의지에 따른 행동을 할 때 마음이 편안해진다고 한다. 남자들이 군대에서 엄청난 스트레스를 느끼는 것도 같은 이유이다. 군대는 자유 의지를 박탈당한 집단이기 때문이다.

군대에 가 본 적이 없다면 학생 때를 떠올려 보자. 쉽게 자유 의지의 중요성에 대해 깨닫게 된다. 공부하려 하다가도 엄마한테 공부하라는 잔소리를 들으면 오히려 하기 싫어졌던 기억은 누구나 갖고 있을 테니까.

주중에 못 한 운동을 주말에 채워야 하는 상황이 자신의 의지에 따른 편안한 휴식일까?

세 번째, 해야 하는 일과 분리되어야 한다.

휴식할 때는 주중에 해야 하는 일과 분리되어야 한다. 같은 휴식을 취하더라도 회사 건물에서 휴식을 취하는 것과 집에서 휴식을 취하는 것, 어느 쪽이 마음 편할까? 회사에서 휴식을 취하면 주중에 마무리하지 못한 일이 계속 머릿속에 맴돌 것 같지 않은가? 이도 저도 아닌 휴식은 차라리 안 하느니만 못하다. 머릿속에서 오늘 운동을 갈까, 말까 고민을 하고 있다면 그건 진정한 휴식이 아니다.

네 번째, 빈둥거려야 한다.

아무것도 하지 않으면 시간을 낭비하는 것처럼 보인다. 그러나 휴식에서는 이 부분이 가장 중요하다고 해도 과언이 아니다. 아드레날린은 흥분 상태에서 많이 분비되는데, 휴식할 때는 아드레날린 스위치를 끄고 부교감신경이 우위에 있어야 한다. 말이 어렵다면 심장이 쿵쾅거리는 상태에서 억지로 휴식을 취한다고 생각해 보자.

아무것도 하지 않고 빈둥거리는 건 아드레날린을 잠재우는 데 큰 역할을 한다. 좋아하는 음악을 듣거나 인센스 향을 음미하며 가만히 있는 시간 말이다. 헬스장에서 발라드나 조용한 음악을 틀어놓는 걸 본 적이 있는가? 인센스 향을 음미할 수 있는 헬스장은? 헬스장이 휴식과는 정반대의 위치에 있다는 것은 더 설명하지 않아도 알 거라 생각한다.

위와 같은 적당한, 그리고 완전한 휴식을 취하지 않고 누구에게 쫓기든 일주일에 5회 이상 운동을 한다면 제대로 된 효과를 얻을 수 없다. 무엇이든지 과유불급이라고 했다. 빨리 몸이 좋아지고 싶은 마음에 매일 헬스장에서 살고 싶은 마음이 든다면 자신을 조금 진정시킬 필요가 있다.

05
도파민 200% 활용하는 방법

도파민은 중뇌의 복측피개 영역 A10이라는 신경핵에서 생성된다. 도파민이 분비되면 사람은 행복을 느낀다. 행복뿐만 아니라, 정보 처리 능력, 주의 집중력, 계획성 등에 다양하게 영향을 미치는 게 도파민이다.

도파민은 목표를 달성하기 위해 계획을 세우거나, 목표를 달성했을 때 분비된다. 어떤 사람은 실제 여행을 하는 것보다, 여행 계획을 세울 때 더 행복하다고 한다. 도파민의 영향이다. 게임에서 더 높은 레벨을 달성하려고 하는 것 또한 도파민의 영향이다. 도파민은 작은 목표를 순차적으로 달성해 나갈 때 활발하게 분비된다.

어떤 게임은 게임을 시작하자마자 캐릭터가 가파르게 성장한다.

오성급 아이템도 팡팡 던져준다. 게임에서 하라는 대로만 하면 순식간에 50레벨을 달성한다. 시간이 가는 줄 모르겠다. 하지만 어느 순간부터 성장이 더뎌지며 흥미를 잃는다. 단시간에 재미를 느낀 만큼 단시간에 재미를 잃는다. 단거리 선수도 이와 같다.

단거리 선수 중에는 힘든 운동과 일상을 바쁘게 오가면서도 고되다고 느끼지 않는 사람도 있을 것이다.

"나는 다른데? 나는 SNS에 자랑할 필요도 못 느끼고, 부상도 없고, 죽어라 운동하는 게 힘들긴 해도 그만큼 행복한데?"

사람은 스스로 발전하고 있다는 걸 실감할 때 큰 행복감을 느낀다. 몸짱이라는 커다란 목표를 향해서 달려가고 있으니, 몸이 변한 게 느껴지니 지금은 도파민이 팡팡 나오고 있는 상태다. 나는 여기서 더 나아가, 더 나은 방법을 제시하고 싶다.

도파민 시스템을 200% 활용하는 방법이 있다. 성공한 게임들을 보면 분명한 성공 공식이 있다. 작은 목표를 순차적으로 제시해서, 게이머들에게 꾸준한 동기부여를 해 준다는 것이다. 너무 현실성이 없는 목표를 잡아도 도파민은 나오지 않는다. 너무 쉬운 목표를 잡아도 마찬가지다. 예를 들면 다음과 같다.

⟨너무 높은 목표⟩

나는 1천 억대 부자가 될 거야!

내일부터 하루 30분만 자면서 공부할 거야!

나는 차은우와 연애할 거야!

⟨너무 쉬운 목표⟩

이번 달에 적어도 만 원은 저금해야지!

내일부터 하루 30분 공부할 거야!

5년 안에 남자 친구 만들 거야!

⟨도파민이 나오는 목표⟩

지난달에 식비 25만 원 나왔어. 이번 달에는

15만 원만 쓰고, 남은 10만 원은 저금해야지!

내일은 오늘보다 딱 30분만 더 공부해 보자!

관심 있는 사람한테 먼저 웃으면서 인사해야지!

단거리 선수가 오랜 시간 운동을 꾸준히 하지 못하는 이유는 도 파민이 부족하기 때문이다. 너무 어렵지 않고, 현실적으로 살짝 버 겁게 느껴지는 목표가 가장 좋다. 작은 목표를 반복적으로 달성해 나갈 때, 가장 행복하고 의욕이 충만한 상태가 되는 것이다. 이 방법 을 가장 효율적으로 적용한 운동법이 있다. '게으른 헬스' 운동법이 다.

Chapter 07

평생 몸짱을 만드는 지도 : 게으른 헬스

"1주일 2시간만 투자하면 평생 몸짱으로 살 수 있다."

01
게으른 헬스의 목적

일주일 단 2시간으로 부상 없이 특별한 몸을 만들고, 죽을 때까지 평생 몸짱으로 사는 방법이 존재한다. 바로 '게으른 헬스'다.

당신은 게으른 헬스를 통해 지능이 올라 많은 돈을 벌 수 있다. 당신은 평생 스트레스를 덜 느끼고 우울증에 시달리지 않게 된다. 강해진 육체 덕분에 구경꾼보다 10년은 젊게 살 것이다. 치매 등 현대 의학으로 완치 불가능한 치명적인 질병들은 당신을 피해 갈 것이다.

또한, 당신은 대다수 사람들이 알아채지 못하고, 누리지 못하는 삶을 살 수 있다. 다른 사람들에게 운동은 숙제처럼 느껴지곤 하지만, 당신은 운동을 행복한 삶을 살기 위한 거인의 도구로 사용할 것이다.

그렇다. 행복한 삶이다. 게으른 헬스에는 운동에 관한 방법론도 포함되어 있으나, 궁극적으로 행복한 삶을 만드는 라이프 스타일이 될 수 있도록 돕는다.

　먼저 게으른 헬스는 최소 투자, 최대 효과를 보는 데 집중했다. 일반적으로 운동은 자주 하면 할수록 좋은 몸이 되기 쉽다. 이 부분엔 거짓이 없다. 선수들은 오전과 오후를 나눠 하루에 2번씩 운동하기도 한다.

　하지만 일반인들은 선수들처럼 운동할 여건이 못 된다. 매일 반복되는 출퇴근, 복잡한 인간관계, 수없이 쌓인 과제와 야근에 치인 사람들이다. 하루 2번은커녕, 일주일에 2번이라도 운동하면 대단하다고 할 정도다. 게다가 보통 사람들에겐 운동이 인생에 1순위도 아니다. 앞서 운동의 다양한 효능을 언급했지만, 그래도 운동이 무조건 1순위가 되어야 한다고 주장할 생각도 없다.

　내가 지켜본 바로는 일주일에 2번 정도 헬스장에 가는 사람들은 운동으로 특별히 몸이 좋아지리라는 기대도 하지 않는 것 같다. 그냥 지금 몸에서 더 나빠지지 말자는 생각으로 운동을 하는 사람들이 대부분이다.

　그런 사람들을 위해 최소 시간을 투자해 최대 근육을 뽑아낼 수 있는 운동법을 만들었다. 앞서 말한 '게으른 헬스'가 그것이다.

일주일에 단 2번, 게으른 헬스

게으른 헬스에서 요구하는 건 일주일에 2번, 한 번 운동할 때 1시간, 합쳐서 일주일 단 2시간 운동하는 것이다. 이 루틴의 효과는 내 몸으로 입증했다. 나는 게으른 헬스 운동법으로 3대 500이 되었다.

내가 일주일에 단 2번 운동하는 것만으로 3대 500을 달성했다는 사실에 많은 사람들이 의문을 표했다. 가능하다는 사람도 있었지만, 거짓말이라는 반응 또한 있었다. 어떤 사람은 일주일 2회라도 규칙적인 운동, 스트렝스 프로그램, 칼식단을 지킨다면 가능한 일이라고 했다.

여기서 솔직히 고백하자면, 나는 사실 일주일에 3회 운동했다. 아주 드물지만 4회 할 때도 있었다.

'벌써부터 말 바꾸는 게 쎄한데?'라는 생각이 들 수도 있다. '분명히 일주일 2번으로 몸짱이 될 수 있다고 해서 책을 산 건데?', '사기꾼이세요? 환불해 줘!'하는 마음도 생겼을 것이다.

더 정확히 말하자면 나는 일주일에서 길면 한 달 동안 아예 운동을 쉬기도 했다. 어떤 때는 일주일에 단 한 번 운동했고, 어떤 때는 일주일에 3번 하기도 했다. 평균을 내니 일주일 2회 정도 운동을 나갔다. 직장을 다녀 보았던 사람은 모두 동의할 것이다. 직장을 다니는 이상 프로그램대로 원하는 요일, 원하는 시간에만 운동할 순 없다. 한 마디로, 규칙적으로 운동하지 못했다.

식단을 철저하게 지킨 것도 아니다. 몸을 만든다고 하면 삼시 세끼 닭 가슴살 식단을 먹어야 한다고 생각할 수 있다. 그러나 꼭 그렇지만은 않다. 나는 퍽퍽한 살을 싫어해서 닭 가슴살은 거의 먹지 않았다. 음식은 먹고 싶은 만큼 정말 다양하게 먹었다. 라면, 냉면, 스파게티, 떡볶이, 피자, 도넛 등 몸 만들 때 흔히 멀리하라는 음식은 다 먹었다. 지금도 삼겹살 김치찜이 최애 메뉴다.

딱 한 가지 내가 지킨 게 있다면 하루에 일정 이상 단백질을 섭취하려고 노력했다는 것 정도다(이걸 노력이라고 할 수나 있나 모르겠다).

일찍 자고 일찍 일어나는 생활과도 한참 거리가 멀었다. 성인이 된 이후 늘 그랬다. 새벽 5시가 넘어서 잠들고, 오후 12시가 넘어서 일어났다. 어른들한테 '일찍 자고 일찍 일어나야 키가 큰다'는 말을 귀에서 피가 나도록 들었다.

다시 정리하면 나는 규칙적으로 운동도 하지 않았고 식단도 지키지 않았지만 평균 일주일 2시간으로 제대로 된 운동 효과를 얻을 수 있었다. 만약 식단도 하고, 더 빨리 게으른 헬스로 운동했다면 지금보다 더 좋은 몸이 되었을 것이라고 확신한다.

작가의 몸이 궁금하다면 인스타그램에서 〈머슬툰〉을 검색하면 된다. 영상도 사진도 업로드 해 놓았다. 자주 운동하는 사람이 읽어도 유용한 정보를 담으려고 노력했다.

나와 같은 '인자약'에 '어좁대두멸치'도 가능했으니 누구나 할 수 있다. 만약 나보다 체질적으로 몸이 약한 사람이 있다면, 나보다 규칙적으로 운동하고 식단도 병행해 보자. 나보다 체질적으로 몸이 강한 사람은? '게으른 헬스' 운동법으로 더 빠르게 상위 10% 몸짱이 될 것이다.

02
평생 몸짱이 되기 위한 방법은 따로 있다

정신과 의사이자 《당신의 뇌는 최적화를 원한다》의 저자 가바사와 시온은 엔도르핀을 '뇌 내 마약'으로 소개한다. 엔도르핀은 강력한 진통 작용을 하는 뇌 내 물질로, 모르핀보다 무려 6.5배의 진통 작용을 한다. 모르핀은 알다시피 말기 암 환자 등의 심한 통증을 완화하기 위한 진통제다. 그런 모르핀보다 무려 6배나 넘게 진통 작용을 하는 엄청난 물질이 우리의 뇌 내에서 분비되는 것이다.

엔도르핀이 선물하는 건 진통, 치유 기능뿐만이 아니다. 뇌를 쉬게 하여 집중력, 기억력, 창조력 등 다양한 뇌 기능을 향상시킨다. 면역력을 강화해 신체 회복력을 높여 준다. 암과 싸우는 면역 기능을 담당하는 NK세포 활성을 높여 항암 작용도 한다. 마음뿐만 아니라 몸의 기능도 향상하는 것이다.

그는 엔도르핀을 활성화하는 방법 중 하나가 운동이라고 소개한다. 중, 고강도 운동이 지속되며 다소 숨이 찬 상태에서 엔도르핀이 잘 분비된다는 것! 한 연구에 따르면 15분간 유산소 운동을 했을 때 혈중 엔도르핀이 유의미하게 증가했다고 한다.

저자는 45분에서 60분에 이르는 운동을 주 2회에서 주 4회 진행해 주는 것이 가장 좋다고 주장한다. '그럼 주 4회 운동하면 더 좋은 거 아니야?', '이 책에서는 왜 2회라고 주장하는 거지?'라는 궁금증이 따라올 것이다.

2013년, 과학자들은 파킨슨병을 앓고 있는 사람에게 가장 효과적인 운동이 무엇인지 연구했다. 결과는 놀라웠다. 고강도 달리기 운동을 진행한 그룹은 상태를 오히려 악화시켰다. 반면 근력 운동과 스트레칭을 병행한 그룹에서 가장 좋은 결과가 나왔다.

과도한 유산소 운동은 스트레스 호르몬인 코르티솔 수치를 높여 염증과 노화를 불러일으킨다. 근력 운동 또한 코르티솔 수치를 높였지만, 위에서 얘기한 유익한 호르몬도 함께 분비되어 그를 상쇄시켰다는 결론을 도출할 수 있다.

운동은 새로운 기억의 형성과 보존을 촉진한다. '갤럽 셰어케어 웰빙 지수'에 따르면 일주일에 2회 이상 운동하는 사람은 그렇지 않은 사람과 비교해서 행복지수가 높고, 스트레스도 덜 받는다고 한다.

뇌과학의 세계적인 베스트셀러 《인스타 브레인》에서는 '일주일에 몇 번 운동을 하는 것이 가장 좋은가?'라는 질문에 명쾌한 해답을 준다. 이스라엘 연구자들은 이 해답을 찾기 위해 신체 활동이 정신 능력에 미치는 영향을 연구한 5천 건의 문서를 살펴보았다. 조사 결과는 어땠을까?

6개월 동안 최소 52시간을 움직이면 효과가 극대화되었다고 한다. 환산하면 일주일에 2시간이다. 덧붙여 이보다 더 많은 시간을 들인다고 해서 뇌에 어떤 추가적인 영향을 미치는 것 같지는 않다고 명시되어 있다.

이러한 연구 결과들을 종합해 보았을 때, 가장 가성비가 좋은 운동 횟수는 주 2회라는 것을 알 수 있다.

03
게으른 헬스의 핵심 :
ICON 법칙

    운동을 시작하고 운동하는 사람들을 수없이 많이 만났다. 그들을 자세히 관찰하니 흥미로운 점이 발견되었다. 모두가 같은 스쿼트를 하는데 어떤 사람은 몸짱이 되고, 어떤 사람은 몸꽝으로 남는 것이다. 몸짱과 몸꽝 사이엔 분명한 차이가 있었다. 같은 운동을 하지만 '어떻게' 하느냐에 분명한 차이가 존재하는 것이었다.

    운동 관련 책과 논문을 읽어 가며 그 차이를 내 몸에 적용했고, 일주일 2시간이라는 최소한의 노력으로 최고의 성과를 거두었다. 그 중에서도 가장 중요한 4가지를 ICON 법칙에 담았다. ICON 법칙이란 다음과 같다.

1. Important : 중요한 운동은 처음에 한다.

2. Change : 중량을 바꿔가며 운동한다.

3. Once : 부위당 한 번 운동한다.

4. Noted : 기록한다.

Important : 중요한 운동은 처음에 한다.

스쿼트, 벤치프레스, 데드리프트는 동원되는 근육이 가장 많은 운동이다. 일반적으로 머신에서 하는 운동보다 바벨이나 덤벨 운동이 더 많은 근육을 동원한다. 당연히 다른 운동보다 더 높은 집중력이 필요하다.

사람이 가장 집중력이 높은 시간은 언제일까? 일어난 직후다. 방금 잠에서 깨어났을 땐 집중력 배터리가 100% 충전된 상태다. 카톡, 지인의 전화, 오늘 납부하기로 한 공과금 등을 확인하면서 집중력은 분산된다. 그래서 역사적으로 똑똑한 학자들, 뛰어난 작가들은 일어난 직후 가장 중요한 일을 했다. 저녁으로 가면 갈수록 같은 일을 해도 효율이 떨어지는 것이다.

운동도 마찬가지다. 처음 힘과 집중력이 100% 차 있을 때 중요한 운동을 먼저 해야 한다. 하체 운동을 한다면 가장 먼저 스쿼트를 한다. 스쿼트가 가장 좋지만, 머신이 익숙하다면 핵스쿼트 혹은 브이 스쿼트 머신을 첫 번째 운동으로 선택한다. 첫 번째 운동에서 모든 힘을 다 써버린다고 생각하고 한다. '다음 하체 운동 할 힘은 남겨 둬야지'와 같은 생각은 절대 하지 마라.

스쿼트를 5세트 진행하면 4세트에 '못 일어날 뻔했다', 다음 5세트엔 '으아악읽아읽아!(숫자 셀 힘도 없음)'하고 소리지르는 상태가 되어야 한다는 말이다.

처음 하는 운동이 곧 마지막 운동이라 생각하고 한다. 똑같은 집중력, 똑같은 힘으로 운동하는 것이 아니다. 첫 번째 운동 후 하는 운동은 모두 액세서리 운동에 불과하다. '나머지' 운동이라는 표현이 더 정확할 것 같다.

초밥집에 갔는데 요리사가 우동과 계란말이에 집중하고, 정작 생선은 엉망으로 손질한다면? 다시는 그 집에 가지 않을 것이다. 초밥집에 가는 건 맛있는 생선 초밥을 먹기 위해서다. 초밥에 집중하지 않으면 의미 없다. 이를 운동으로 바꿔도 마찬가지다. 가장 중요한 운동에 집중해라.

운동 유튜버나 선수들의 하체 운동 영상을 보면 레그 익스텐션(전면 허벅지 근육 운동)으로 운동을 시작하는 걸 종종 볼 수 있다. 레그 익스텐션 후 스쿼트에 들어가는 것이다.

"그럼 선수들이 운동하는 방법이 잘못됐다는 건가요?"

이런 질문을 하는 이들도 있을 것이다. 대답하자면 그건 아니다. 다만, 몸짱들은 수많은 운동 루틴을 자기 몸에 시험해 본 사람들이다. 자신에게 가장 잘 맞는 운동법을 이미 알고 있다는 말이다. 그 수준으로 올라간다면 자유롭게 운동해도 좋다. '선피로 훈련법'의 장점과 단점도 모른 채 선수들을 무작정 따라하는 건 추천하지 않는다.

일반인들은 레그 익스텐션 후 스쿼트를 하면 이미 집중력이 70% 내려간 상태가 된다. 선수들은 똑같이 스쿼트를 나중에 진행해도 집중력이 99% 유지된다. 그래서 선수를 하고, 0.001% 몸짱이 될 수 있는 것이다. 뱁새에게는 뱁새의 운동법이 있다.

Change : 무게를 바꿔가며 운동한다.

나는 아무리 운동을 해도 벤치프레스가 정말 안 늘었다. 1년 내내 운동해서 딱 5kg을 증량했다. 다이어트를 한 것도 아닌데 말이다.

그땐 '내 유전적인 한계가 여기까지인가 보다'라고 생각했다. 현자 타임도 세게 왔다. 그래서 아예 벤치프레스를 루틴에서 제외하고, 가슴 운동은 머신으로만 하기도 했다. 그러다 SNS에서 눈에 띄게 높은 중량으로 운동하는 사람의 영상을 보게 되었는데, 배경이 낯이 익었다. 내가 다니는 헬스장이었던 것이다. 당시에 그는 이미 3대 650이 넘었던 걸로 기억한다.

덕분에 현실에서도 그가 운동하는 모습을 계속 지켜볼 수 있었다. 옆에서 꾸준히 지켜본 결과, 그는 매번 고중량과 저중량을 번갈아

가며 운동했다. 그리고 놀라울 정도로 중량이 빠르게 늘었다!

그 후 나도 벤치프레스를 할 땐 고중량과 저중량을 왔다 갔다 하며 운동했다. 과연, 그 운동 방식은 그에게만 적용되는 게 아니었다. 1년 동안 나는 벤치프레스 무게를 20kg이나 증량시켰다. 그야말로 미친 성장이었다.

한 번 무거운 무게로 운동하면, 다음번 같은 부위를 운동할 때는 가벼운 무게로 운동한다. 무거운 무게는 본인이 한 세트에 4~6회 반복할 수 있는 무게를 말한다. 가벼운 무게는 본인이 한 세트에 9~12회 반복할 수 있는 무게를 말한다.

예를 들어 1주 차에 스쿼트를 가벼운 무게로 10회 반복했다면, 2주 차엔 무거운 무게로 5회 반복한다. 자신이 들 수 있는 무게를 모르겠다면, 해보면서 찾으면 된다. 다시 3주 차에는 가벼운 무게로 운동한다.

여기서 주의할 점은 가벼운 무게라는 말을 '쉽게 할 수 있는 무게'로 생각해선 안 된다는 것이다. 가벼운 무게는 자신이 모든 힘을 다해 10회 들어올릴 수 있는 무게를 말한다. 무거운 무게는 모든 힘을 다해 5회 들어올릴 수 있는 무게다.

가벼운 무게로 운동할 땐 12회까지 반복할 수 있게 되면 무게를 올린다. 무거운 무게일 땐 6회를 기준으로 무게를 늘려 나간다. 원래 스쿼트를 50kg으로 4회밖에 할 수 없었는데, 두 달 후 6회까지 늘어나면 55kg으로 무게를 올려서 운동하라는 말이다.

무거운 무게는 힘을 늘리는 데 집중하는 운동 방법이고, 가벼운 무게는 근육의 크기를 키우는 데 집중하는 운동 방법이다. 그렇게 힘과 근성장 위주로 한 번씩 번갈아가며 운동한다. 물론 무거운 무게로만 운동해도 근육은 성장한다. 마찬가지로 가벼운 무게로만 운동해도 힘은 세진다. 그러나 두 중량을 번갈아가며 운동할 때 근육은 초고속으로 성장한다.

그럼 무거운 중량으로 운동할 땐 머신 운동이나 복근 운동까지 4~6회만 하는 것일까? 무거운 중량으로 4~6회 반복하는 것은 프리 웨이트(머신을 제외하고 덤벨, 바벨을 이용해 운동하는 것)뿐이다. 정확히 말하자면 그날의 메인 운동 한 두 가지만 무거운 중량으로 운동한다. 복근 운동이나 팔 운동까지 4~6회 할 필요는 없다.

Once : 부위당 한 번 운동한다.

헬스에는 분할법이라는 것이 존재한다. 하루에 어느 부위를 운동하는지에 따라 나뉜다. 하루에 모든 부위를 운동하면 무분할이다. 하루에 모든 부위를 운동하기 어려운 사람은 다음과 같은 방식으로 나눠서 운동한다.

① 2분할 : 하루는 상체, 하루는 하체로 나눠서 운동

ex) 월요일 상체, 목요일 하체

② 3분할 : 가슴, 등, 하체로 나눠서 운동

ex) 월요일 가슴, 수요일 등, 금요일 하체

③ 4분할 : 가슴, 등, 하체, 어깨로 나눠서 운동

④ 5분할 : 가슴, 등, 하체, 어깨, 팔로 나눠서 운동

'게으른 헬스' 운동법에는 딱 2가지 분할법만 존재한다. 3분할부터 5분할은 머릿속에서 삭제해 버리자. 일주일에 2번 운동하는데 3분할부터 5분할은 성립 자체가 불가능하다. 무분할로 전신을 2번할지, 상체와 하체를 나눠 2분할을 할지만 결정하면 된다.

나는 시간이 없어 일주일에 단 한 번만 운동할 수 있을 때 무분할로 진행했다. 앞서 한 달 동안 운동을 쉰 적도 있다고 했는데, 긴 휴식 후 오래만에 운동할 때도 무분할로 운동했다. 그 외에는 언제나 2분할(하루는 상체, 하루는 하체)로 운동했다. 일주일에 2회씩 규칙적으로 운동할 수 있는 사람은 계속 2분할로만 운동해도 된다.

중요한 건 모든 부위를 일주일에 한 번씩 해야 한다는 것이다. 일주일에 한 번 해당 부위를 운동하는 것으로 근육은 충분히 성장한다.

나는 자주 운동할 수 있는 여건이 안 되다 보니 근 손실에 민감했다. 이를 막기 위해 여러 책도 읽어 보고, 자료도 찾아보았다. 연구

마다 조금씩 다른 의견이 존재했고, '확실히 이거다!'라고 할만한 답은 없었다. 하지만 공통으로 의견이 일치하는 부분은 있었다. 바로 근 손실까지 이어지는 기간! 많은 연구에서 가장 짧은 근 손실까지 시간을 2주로 잡고 있었다.

일주일에 한 부위를 단 한 번씩 운동하는 '게으른 헬스' 특성상 한 번 운동을 빼먹게 되면 2주 동안 운동을 쉬게 될 가능성이 있다. 운동을 하는 요일은 두 번째 문제다. 일주일에 2번 운동으로 모든 부위를 운동하는 게 '게으른 헬스'의 핵심이다.

보통 근력 운동으로 손상된 근육이 회복하는 데 짧으면 24시간, 길면 48시간이 걸린다고 한다. 길어도 이틀이면 근육이 회복하는 데, 일주일은 휴식이 너무 길지 않나 생각이 들 수 있다.

중량 운동은 평소보다 많은 중량을 짊어지는 운동이다. 바른 자세로 운동해도 순간의 실수 때문에 관절에 무리가 갈 수 있다. 일반인 입장에서 충분한 휴식이 전혀 나쁠 것 없다고 생각한다.

noted : 기록한다.

헬스장에서 4년 전 처음 본 동생이 있다. 그 동생은 나와 비슷한 시기에 운동을 시작했다. 운동 수준이 비슷해 같이 종종 파트너 운동도 했었는데, 다니던 헬스장이 부도나면서 오랜 시간 보지 못했다. 최근 그 동생을 오래간만에 만났을 때 이야기다.

"아니, 형! 몸이 왜 이렇게 좋아졌어요?"

헬스를 하는 사람이라면 알 것이다. 이게 바로 최고의 극찬이라는 것을! 가는 말이 고우면 오는 말도 고운 법. 나도 동생에게 몸이 좋아졌다는 칭찬을 해주고 싶었는데, 안타깝게도 동생의 몸은 4년간 크게 변화가 없었다.

"그동안 운동은 많이 했어?"

내 질문에 숨은 뜻을 알아차렸는지, 머쓱하게 웃으며 동생이 말했다.

"그래도 일주일에 2번은 했는데, 그것 만으로는 잘 안 크더라고요."

나도 일주일에 2번만 했다고 말하자 동생은 화들짝 놀라며 오래간만에 운동을 같이 하자고 제안했다. 운동을 같이 해 보니 몸 변화가 없는 것도 당연했다. 동생이 다루는 무게는 4년 전과 크게 변함이 없었던 것이다.

"무게 더 올려도 될 것 같은데. 너 4년 전에 무게 얼마나 쳤었지?"
"에이. 그걸 누가 기억해요. 형은 기억해요?"

동생의 질문에 나는 그저 웃기만 했다. 그렇다면 여기서 질문! 지금 이 책을 읽고 있는 당신은 1년 전 벤치프레스 무게와 반복 횟수를 기억하는가?

아마 이 질문에 바로 대답하지 못하는 사람이 많을 것이다. 그리고 그들은 높은 확률로 가슴 근육이 좋지 않을 것이다. 몸에 큰 변화가 없는 사람들은 대부분 운동 일지를 적지 않는다. 큰 변화가 없어서 운동 일지를 적지 않는 걸까, 운동 일지를 적지 않아서 큰 변화가 안 생기는 걸까?

난 후자라고 생각한다. 한 달 전 벤치프레스 무게를 기록했다면 한 달 후에는 그 기록보다 한 번이라도 더 들려고 안간힘을 쓰게 되는 게 사람이다.

나는 1년 전 벤치프레스를 80kg으로 4세트까지 9번, 5세트에 10번 반복했다. 그리고 1년 후 오늘은 90kg으로 4세트 10번 반복했다. 10kg 늘어난 무게를 비슷한 횟수로 다룰 수 있게 된 것이다. 이렇게 적으면 발전한 것도 한 번에 파악된다. 발전한 모습이 보이니 동기부여도 된다.

요즘은 운동 앱이 잘 나와 있다. 세트 사이 휴식 시간에 숫자 입력만 하면 끝이다. 숫자를 입력하면 알아서 휴식 시간도 카운트해 주는 좋은 앱이 많다. 나는 '플릭'이라는 앱을 쓴다. 한 번 버릇이 들지 않아서 그렇지, 정말 쉽게 운동 수준을 올릴 수 있고, 가장 쉽게 동기부여도 할 수 있는 방법이다.

직접 입력하는 게 편한 사람은 다음과 같이 적는다. 나도 앱을 쓰기 전에는 기본 캘린더 앱에 직접 메모했다. 적는 방법은 다음과 같다.

상체 데이(2023/11/10)

벤치프레스

90(무게) x 4(세트 수) x 10(반복 횟수)

풀업

5(세트 수) x 9(반복 횟수)

·

·

·

(이렇게 그 날 운동 기록을 적어 나감)

- 세트 간 휴식 시간 60초

- 벤치프레스 할 때 왼쪽 어깨에 살짝 통증이 있다.

- 다음 운동할 때 자세 다시 점검하고 들어갈 것.

일지 맨 마지막에 운동을 하면서 생각해 볼 점, 아쉬운 점 등을 따로 적어도 좋다. 운동 일지를 적는 건 선택이 아니다. 몸이 좋아지고 싶은 사람이라면 필수다.

ICON 법칙은 이게 전부다. 당신은 어쩌면 '가슴과 어깨를 동시에 키울 수 있는 벤치프레스 노하우' 또는 '사이드 레터럴 레이즈를 할 때 승모근의 개입을 최소화하는 방법', '중둔근과 대둔근을 각각 타게팅하는 방법' 같은 걸 기대했는지도 모르겠다. 하지만 이런 것들이 과연 ICON 법칙만큼 중요할까? 그런 운동 방법은 유튜브에 치면 얼마든지 나온다. 구체적인 운동 방법은 두 번째, 세 번째 문제다. 헬스를 지금 시작한 사람부터 3년 차까지는 ICON 법칙만 지켜도 근육이 초고속으로 성장할 것이다.

운동을 어느 정도 해 본 사람이라면 HST, FST-7, GVT같은 운동 프로그램을 기대했는지 모르겠다. 앞서 다양한 운동 유형과 운동의 효능 등에 많은 부분을 할애했다. 이 책이 운동을 해보지 않은 사람, 혹은 꾸준히 하지 못하는 사람들을 위한 책이라는 게 가장 큰 이유이다.

책을 쓰면서 중요하게 생각한 건 세 가지다. 첫 번째는 '쉽게 쓰기'다. 두 번째는 '정말 쉽게 쓰기'다. 세 번째는 '중학생도 이해할 수 있도록 쉽게 쓰기'다. 운동을 하는 모든 사람들에게 해당되는 해답은 ICON 법칙으로 충분하다고 생각했다.

구력이 4년 이상인 사람도 ICON 법칙을 적용하지 않은 부분이 있다면 바로 루틴에 적용해 보길 바란다. 바로 효과가 나타날 것이다. 4년 이상 한 사람들(헬스장에 가서 시간만 채운 사람 제외)은 자신에게 맞는 운동 방법을 어느 정도 체계화해 놓았을 거라 생각한다. 채울 부분은 채우고, 뺄 부분을 빼 가면서 참고해 달라.

간혹 자신에게 맞는 무게나 세트를 잘 모르는 사람도 있을 것이다. 사람마다 특징은 천차만별이다. 몸무게가 60kg인데 레그 익스텐션을 30kg으로 하는 사람도 있고, 20kg으로 하는 사람도 있을 것이다. 어떤 운동이든 기본적으로 12회, 4세트 반복할 수 있는 무게를 기본으로 세팅하면 된다. 가장 보편적인 세트 설정법이다. 4세트, 11~12회가 컨디션에 따라 성공하기도 하고, 실패하기도 하는 지점이 가장 좋다.

"1RM1 repetition Maximum, 1회 최대 무게을 기준으로 운동 수준을 설정하면 되는 거 아닌가요?"

파워리프팅이나 3대 운동을 중점적으로 운동하는 사람들이나 1RM에 연연하지, 헬스장에 있는 대부분 사람들은 1RM에 큰 관심이 없다. 5년 넘게 헬스를 했는데도 1RM을 측정해 보지 않은 사람도 수두룩하다. 당신 주변에 있는 사람들이 세상의 평균이라고 생각하면 안 된다.

04
게으른 헬스로 이루는
초고속 근성장

　'게으른 헬스' 운동법은 관절의 부담과 부상 위험이 매우 낮으며, 최소한의 노력을 들여 최대의 근육을 뽑아낼 수 있다.

　하지만 여기서 짚고 넘어가야 하는 부분이 있다. '게으른 헬스'라고 해서 운동하는 시간을 게으르게 하라는 것이 아니라는 점이다. 일주일 단 2번 운동하는 만큼, 한 번 운동할 때 누구보다 진지하게 임해야 한다. 4번 운동할 집중력을 2번으로 압축해서 운동하라는 의미다.

　당신이 맞게 운동하고 있다면, 적어도 한 달에 한 번씩은 발전이 보일 것이다. 예를 들어 스쿼트를 지난달에 60kg으로 8회 했다면, 이번 달엔 9회로 발전해야 한다.

몸은 이러한 중량이나 횟수의 발전 없인 절대 성장하지 않는다. 하지만 성장이 모든 운동, 모든 세트에서 보여야 하는 것은 아니다. 성장이 반드시 드러나야 하는 건 단 하나, 메인 운동이다.

나는 상체 데이에는 벤치프레스와 풀업, 이 두 가지를 메인 운동으로 삼는다. 그리고 어떻게든 중량이나 횟수, 둘 중 하나는 올리려고 안간힘을 쓴다. 벤치프레스 횟수가 하나라도 더 늘면, 그 후에 진행하는 '나머지 운동'이 제자리걸음이라도 성장했다고 본다. 심지어 벤치프레스만 늘고, 나머지 운동에서 중량과 횟수가 모두 줄어든다 해도 말이다.

앞서 초밥집에서는 초밥이 맛있어야 한다고 말했다. 메인 운동이 초밥이고, 나머지 운동이 계란말이나 우동 같은 사이드 메뉴라고. 그런데 초밥집을 가보면, 사이드 메뉴가 초밥보다 더 맛있는 경우, 혹은 전부가 맛이 없는 경우도 빈번하게 볼 수 있다. 그 이유는 무엇일까?

다 잘하려고 했기 때문이다. 사람의 몸은 하나인데, 초밥과 계란말이, 우동, 접객, 마케팅까지 다 잘하려고 하면 하나도 못 잡는다. 초밥 하나만 잘하고 싶어도 될까 말까 한 판에 말이다.

운동도 같다. 매번 메인 운동과 나머지 운동 전부에서 중량을 올리는 건 어렵다. 유일한 발전의 기준은 메인 운동으로 통일한다. 기억해라. 초밥에 집중해라. 메인 운동에 집중해라.

초고속 근성장은 무슨! 너무 느리잖아!

'게으른 헬스'를 하다 보면 메인 운동 하나를 발전의 척도로 삼는 게 답답해 보일 수 있다. 주 2회 운동, 한 부위 단 한 번 운동하는데 횟수 딱 하나 늘려서 언제 몸짱이 되냐고!

스쿼트를 예로 들어 보자. 40kg으로 8회 하는 사람이 있다. 여기 게으른 헬스 운동법을 적용한다. 한 달 2회씩 횟수를 늘려가게 되고, 12회를 채우면 5kg을 증량한다. 그러면 두 달 후 45kg으로 다시 8회부터 시작하게 된다.

45kg에서 50kg이 되는 데 다시 두 달이 걸린다. 그럼 일 년 동안 30kg을 증량한다는 결과가 나온다. 불과 2년이면 100kg으로 8번 할 수 있게 된다. 운동을 해 본 사람이라면 알 것이다. 이게 얼마나 빠른 근성장 속도인지. 실제로 나는 이런 방식으로 2년 만에 스쿼트를 60kg 증량시켰다.

초심자라 힘이 빠르게 성장하기도 했고, 그 후 성장 속도가 훨씬 완만해졌다. 그리고 스스로가 인자강이라고 착각해 ICON 법칙은 갖다 버린 채 마음대로 운동하기 시작했다. 정말 등신 같은 짓이었다. 계속 ICON 법칙에 맞춰 운동했다면 3대 500을 더 빠르게 달성했을 것이다.

계속 메인 운동에 집중하라고 한 이유도 여기에 있다. 내가 스쿼트에만 집중했다고 해서 나머지 운동들이 제자리걸음이었을까? 당연히 다른 하체 운동들도 가파른 상승 곡선을 그렸다.

계산을 단순화하기도 했고, 중간에 피치 못할 사정으로 운동을 쉬게 될 수도 있다. 이상적인 수치라는 건 인정한다. 하지만 게으른 헬스 운동법만큼 부상이 낮은 운동법은 찾기 힘들 것이다. 이것도 부상 입는다고 걱정한다면 글쎄, 부상 위험이 아예 제로인 운동은 없지 않을까? 사람은 평범하게 길을 걷다가도 다리를 접질릴 수 있다. 그렇다고 영원히 밖에 안 나가고 이불 속에만 틀어박혀 있을 것인가?

그럼 ICON 법칙을 적용한 '게으른 헬스' 운동법의 구체적인 예시를 보자. 일부러 루틴에 많은 페이지를 할애하지 않았다. 결국 핵심은 ICON 법칙이다. ICON 법칙을 명심하고, 뒤에 나오는 실수들(몸꽝 최단 루트-3NO)만 범하지 않는다면 어떻게 몸짱이 될지는 당신의 마음에 달렸다.

2분할 루틴 예시

월요일 : 상체 운동

① 첫 번째 운동
벤치프레스(가슴 운동)
80(무게) x 5(세트수) x 12(반복 횟수)

풀업(등 운동)

5 x 9

가장 힘이 드는 벤치프레스와 풀업을 맨 앞에 배치한
다. 이 두 운동에서 가슴과 등에 모든 힘을 빼버린다고
생각하고 운동한다. 오늘 헬스장에서 이 두 운동만 하
고 집에 가도 된다는 생각으로 해야 한다.

무거운 무게로 진행할 땐 여기서 4~6회 반복할 수 있
는 중량으로 변경해서 진행한다. 휴식 시간은 가벼운
무게일 땐 1분, 무거운 무게일 땐 1분 30초로 한다. 여
기까지를 메인 운동으로 친다. 이후 다른 운동들은 무
거운 중량, 가벼운 중량 가릴 것 없이 모두 12회를 목표
로 운동한다.

② 두 번째 운동

스미스 머신 인클라인 벤치프레스(가슴 운동)

60 x 5 x 10

머신 랫 풀 다운(등 운동)

60 x 5 x 10

다음으로 머신에서 남은 가슴과 등을 쥐어짜 준다. 가슴 운동, 등 운동, 가슴 운동. 등 운동 순으로 하는 이유는 가슴 운동만 이어서 할 경우 제대로 힘을 쓰기 어렵기 때문이다. 가슴 운동을 하는 동안 등 근육이 힘을 회복하고, 등 운동을 하는 동안 가슴근육이 힘을 회복하도록 한다.

③ 세 번째 운동
사이드 레터럴 레이즈(어깨 운동)
14 x 4 x 15
머신 체스트 플라이(가슴 운동)
40 x 4 x 15

여기선 추가로 더 키우고 싶은 운동을 선택한다. 어깨 운동을 하나만 진행하는 이유는 가슴 운동을 할 때 어깨도 동원되기 때문이다. 여기서부턴 개인의 취향이라, 하고 싶은 운동을 선택하면 된다. 머신에서 등 운동을 추가적으로 해도 좋고, 체스트 플라이 대신 팔운동을 진행해도 좋다.

여기까지 진행하고도 살짝 아쉬운 마음이 든다면 특별히 키우고 싶은 부위를 하나만 더 한다. 복근 운동도 좋고, 어깨 후면, 팔운동 뭐든지 좋다. 운동은 30세트 내외로 끝내도록 한다. 35세트가 넘어가면 빠르게 진행해도 운동 시간이 1시간 30분을 넘어 버린다. 시간이 길어질수록 운동 효율은 떨어진다. 가장 좋은 건 1시간 내외, 아무리 길어도 1시간 30분 안에 끝내도록 하자.

내 예상으론 절반 이상의 사람들이 이 루틴 설명에서 흥미가 수직 하강할 것 같다. 루틴 설명이라는 게 원래 낭만이 없다. 이걸 눈을 번뜩이며 읽고 있다면 당신은 상위 10% '헬짱'이 분명하다. 혹은 앞으로 그렇게 될 사람이거나.

이제 얼마 남지 않았다. 조금만 더 집중해서 따라오면 얻어갈 게 많을 거라 확신한다.

목요일 : 하체 운동

① 첫 번째 운동
스쿼트(하체 운동)
105 x 5 x 10

메인 운동으로 스쿼트를 할지 데드리프트를 할 지는
목적에 따라 다르다. 전신의 힘을 골고루 키우고 싶은
사람은 데드리프트를 하면 된다. 하체를 우선으로 키
우고 싶은 사람은 스쿼트를 메인으로 한다. 스쿼트 마
지막 세트에서 하체를 다 털어버린다는 생각으로 운
동한다.
스쿼트와 데드리프트를 하루에 연달아 하는 건 추천
하지 않는다. 허리에 부담이 가 부상 위험이 있다.

② 두 번째 운동
레그 익스텐션(전면 허벅지 운동)
50 x 5 x 10
라잉 레그 컬(후면 허벅지 운동)

40 x 5 x 10

남은 허벅지 힘은 다음 운동으로 털어 준다. 허벅지가
너무 굵어질까 봐 레그 익스텐션이나 레그 컬을 잘 하
지 않는 사람도 있다. 걱정 마라. 그건 편의점 알바가
첫 월급 받고 '이러다 빌 게이츠 되면 어떻게 하지?'라
고 걱정하는 셈이니까. 근육은 그렇게 쉽게 생기지 않
는다.

③ 세 번째 운동
스미스 머신 와이드 스쿼트
40 x 5 x 15

마지막 운동은 취향에 따라 키우고 싶은 부위에 집중
한다. 여자들은 힙 쓰러스터 머신이나 힙 어브덕션 머
신으로 마지막 힘까지 모두 쥐어짜 준다. 마지막 운동
이므로 매 세트 할 수 있는 데까지 한다.
아쉽다면 상체 운동과 마찬가지로 취향에 따라 한 가
지 운동 정도를 추가해 준다. 아웃타이나 이너사이, 힙

쓰러스트 등. 덩키킥도 힙업에 좋은 운동이다.

지금쯤 집중력이 많이 흐트러졌을 것이다. 시간만 때우는 운동이 되지 않도록 주의한다. 만약 그런 느낌이 든다면, 현재 운동 수준이 그 정도인 것이다.

고작 20~24세트 정도로 끝내도 괜찮은가 싶은 생각이 들 수도 있다. 앞서 말했듯이 중요한 건 첫 번째 메인 운동이다. 메인 운동을 제대로 수행했다면 이미 16세트쯤 걸어 다니기 힘든 상태가 된다.

조금은 특별한 여자의 루틴 구성

앞서 설명한 루틴은 내가 실제로 수행하는 루틴으로 구성되어 있다. 작가가 남자이므로 여자들이 수행하기엔 익숙하지 않은 루틴일 수 있다. 헬스의 목적은 사람마다 다 다르겠지만, 가장 보편적인 목적은 '매력적인 몸'을 만드는 것이다. 여자와 남자는 매력적으로 보이는 부분이 서로 다르므로 목적에 맞는 루틴을 구성해야 한다.

만약 당신이 하체 발달에 목적을 둔다면 일주일에 두 번 모두 하체 운동을 해도 된다. 월요일엔 스쿼트, 목요일은 데드리프트를 메인 운동으로 한다. 위에서 언급한 대로 하체 운동 루틴을 수행하되, 하체 운동을 20~25세트로 끝내겠다. 여기에 추가로 머신에서 하는 가슴 운동, 등 운동을 하나씩 넣어서, 길어도 30세트 안쪽으로 운동을 끝낼 것 같다. 하체에 더 집중하고 싶다면 가슴 운동은 아예 빼버리겠다.

"쯧쯧! 운동 책에서 운동을 편식하라고? '운알못' 인증하고 있네!"
"등 운동과 가슴 운동을 열심히 해 줘야 라운드 숄더도 해결하고 근육이 균형 있게 자란다고요."

이런 말을 하는 이들도 분명 있을 것이다. 도대체 왜 여자들의 운동 루틴에서는 가슴 운동을 빼는 것일까? 이유는 간단하다. 가슴 운동이 여성들에게 와닿지 않기 때문이다.

여자들보다 가슴 운동을 많이 하는 남자들도 가슴 근육을 키우는 데 많은 시간이 걸린다. 남자들보다 근육 발달에서 불리한 여자들은 더 많은 시간이 걸린다. 눈으로 보이는 것이 없으니 지루함을 느끼고 이로 인해 운동을 쉽게 포기하는 결론에 도달할 수도 있다. 여자들에겐 실생활에서 쓸모도 없다(남자들에겐 쓸모가 있다. 가슴과 팔은 남자들의 전투력 측정기니까).

가슴, 등 운동을 하면서 체형 교정에 도움이 된 건 사실이다. 하지만 체형 교정이 목적이라면, 매일 스트레칭을 해도 똑같은 도움이 되었을 것이다. 필라테스와 같은 목적의 운동은 더 효과가 좋을 것이다. 그런데도 여자들한테 가슴 운동을 꼭 해야 한다고 말하는 이

유가 뭘까? 그냥 '음식은 골고루 먹어야 한다.', '편식하면 안 된다'
와 같은 논리가 아닐까.

예를 들어 보자. 나는 채소 중 당근을 정말 싫어한다. 특별히 이유
가 있는 건 아닌데, 그냥 색깔도 맛도 마음에 안 든다. 어릴 적 한 번
먹어보고 다시는 입에 대지 않았다. 음식점에 가서 당근이 많이 든
음식이 나오면 당근을 덜어내고 먹는다.

"당근에는 식이섬유가 풍부하다!"
: 식이섬유가 풍부한 현미, 견과류 등으로 얼마든지 대
체 가능하다.

"당근을 안 먹으면 비타민 A가 부족할걸?"
: 비타민 A가 풍부한 채소는 당근만이 아니다. 고구마
와 시금치에도 비타민 A는 많이 들어 있다. 먹기 편한
비타민 영양제도 있다.

가슴 운동을 하지 않는다고 해서 큰일 날 일은 없다. 대회에 나가는
게 목적이 아니라면, 유도리 있게 선호하는 운동을 하자.

05
몸꽝들의 치명적인 3가지 실수 :
3NO 법칙

아무리 열심히 운동을 해도 효과가 없는가? 게으른 헬스를 따라 해도 원하는 몸매를 얻지 못했는가? 그렇다면 자신을 한 번 돌아봐야 할 시간이다. 몸꽝들이 하는 치명적인 실수 3가지를 소개한다.

운동으로 자위하지 마라 : no masturbation

앞서 ICON 법칙 마지막에 4년 동안 몸이 그대로인 동생 얘기를 했다. 거기서 이어지는 이야기다. 그 동생은 4년 넘게 헬스장을 다녔지만, 스쿼트 무게가 60kg이었다. 몸무게 대비 다루는 무게가 달라지니까 어떤 사람한테는 무거운 무게일 수 있다. 하지만 그 동생은 몸무게가 78kg으로 나와 큰 차이가 나지 않았다.

"아 제가 발목 가동 범위가 안 나와서. 스쿼트는 가벼운 무게로만 해요."

"벤치프레스는 좀 무섭더라고요. 바벨이 머리 위에서 왔다 갔다 하니까 떨어질까 걱정도 되고, 깔리면 어떻게 하나 싶더라고요."

"데드리프트는 혼자 하니까 자세가 맞는지 모르겠어요. 자세 틀렸는데 무게 치면 부상 입을 것 같아서요."

그 동생의 핑계는 계속 이런 식이었다. 이렇게 4년을 다닌 동생도 다른 의미로 대단하다는 생각이 들었다. 놀라운 건 정도의 차이는 있지만, 많은 사람들이 운동을 한다는 행위 자체만으로 만족한다는 것이다.

'나는 오늘도 운동을 했다!'
'나는 나를 위해 노력했다!'
'나는 나에게 투자하는 사람이다!'

헬스장에서 한두 시간을 채웠다는 것만으로 만족하는 것이다. 나는 나를 위해 노력했다는 자위행위. 이는 곧 평범한 몸, 평범한 인생으로 살기로 결심했다는 뜻이다. 스스로 뿌듯한 마음이 들 뿐, 몸은 제자리걸음이다.

오해하지 않았으면 좋겠다. 평범한 몸이 나쁘다는 게 아니다. 하지만 운동은 제자리걸음으로만 소비하기엔 너무 많은 시간과 에너지를 소비한다. 1년째 무게가 정체되어 있다면 당신은 헬스장에서 자위행위를 하고 있는 것일지도 모른다. 당신이 생각하기에도 이상하지 않은가? 같은 시간과 같은 노력으로 훨씬 좋은 몸이 될 수 있는데 말이다.

운동을 마라톤처럼 같이 한다 : no marathon

헬스를 시작하고 1년 차, 나는 자신감에 차 있었다. 1년 정도 하니 몸이 조금 달라진 게 보였던 것이다. 탈의실에서 이리저리 몸을 비틀며 '오운완' 사진도 찍어보고, 헬스장에 처음 나온 사람을 보면 아는 척하고 싶은 마음도 들었다. 원래 헬스장 1~2년 차가 가장 자신감에 넘치는 시기다.

한참 헬스에 재미를 느껴서 손목이 아파도 '아, 이게 근육맨이 되는 대가겠지!'라면서 계속했다. 말 그대로, 근육이 머리를 지배하는 시기였다.

헬스장에 한 번 오면 2시간은 기본이고 3시간까지 운동을 한 적도 있다. 하루에 40세트 넘게 운동하던 시기였다. 그걸 물끄러미 지켜보던 트레이너가 어느 날, 나에게 이렇게 물었다.

"회원님 혹시 언제 오셨어요?"
"2시간 정도 된 것 같습니다."

"운동 더 짧게 하셔도 될 것 같은데요?"

부정으로 가득 찬 그땐 '내가 어떻게 운동하는지 알고! 트레이너면 다야?'라고 생각했다. 하지만 시간이 지나 보니 그 말이 맞았음을 알 수 있었다.

ICON 법칙을 설명하면서 사람의 집중력은 시간이 지날수록 떨어지니, 중요한 운동일수록 앞으로 배치하라고 했다. 헬스장에서 운동하는 시간이 흐를수록 집중력과 힘은 떨어진다. 사람에 따라 다르지만, 1시간~1시간 30분이 넘어가면 효율이 수직 하강한다.

'고스트 브레인'이라는 단어를 아는가? 공부를 처음 시작했을 땐 머릿속에 단어도 문장도 쏙쏙 들어온다. 시간이 지나면서 집중력은 점점 흩어진다. 2시간 공부를 했다 치면, 마지막 30분 공부한 단어와 문장은 유령처럼 금세 사라진다. 분명 똑같이 읽고 썼는데도 머릿속에 남는 게 아무것도 없는 기분이 든다.

학생 때 공부에 시달리던 사람이면 누구나 경험해 보았을 것이다. 책을 읽는 사람들도 지금쯤 집중력이 많이 떨어져 있을 것이다. 잠시 책을 놓고 기지개도 켜고, 10분쯤 산책을 하며 환기하고 오자.

책을 읽을 때와 마찬가지로 운동도 집중력이 높은 구간을 지나면, 운동이 아닌 노동이 된다. 그냥 횟수를 채우기 위해 팔만 까딱까딱하는 것이다.

이 정도로는 다음날 근육통이 찾아오지 않을 것 같아 찜찜할 때가 있다. 운동을 충분히 하지 못한 것 같은 기분이 드는 건, 사실 처음부터 운동에 집중하지 않아서 그렇다. 1시간~1시간 30분이면 누구나 충분한 운동량을 뽑아낼 수 있는 시간이다.

"프로 선수 중에는 하루 종일 헬스장에 사는 사람도 있던데?"

프로 선수들은 프로 선수로써의 삶이 있다. 그들은 효율을 따질 필요가 없다. 운동과 몸으로 먹고사는 직업이니 당연히 일반인보다 높은 경지를 목표로 한다. 무리가 있더라도 감수하고 하는 게 직업이고, 경쟁이다.

밀린 숙제처럼 운동하지 마라 : no homework

평일에 운동을 빠지게 되면 흔히 하는 생각이 '주말에 나가서 보충하자'라는 것이다. 생각해 보자. 평일에 못 끝낸 일이 있다고 주말에 출근하라는 회사가 있다면, 그 회사를 계속 다니고 싶을까? 운동에 나가야 된다는 강박으로 주말의 휴식을 100% 하지 못하는 것이야말로 최악의 선택이다.

휴식은 휴식대로 온전하지 못하고, 운동은 평일보다 훨씬 가기 싫다. 하기 싫은 걸 억지로 하면? 당장은 하루 운동을 나갈 수 있을지 몰라도 장기적으로 운동 자체가 싫어진다.

월요일 운동을 빼먹어서 일요일에 대신 나갔다고 치자. 그 사람은 운동에 대한 강박으로 일요일 휴식을 100% 취하지도 못했을뿐더러, 다음 월요일은 더 빠지고 싶은 마음이 든다. 악순환이다.

원래 나가기로 한 운동을 빠졌다면, 주말에 메꿔야겠다는 생각 따위 버리고 과감하게 리셋해 버리자. 다음 월요일은 운동을 더 빠지고 싶은 마음이 든다.

운동을 꾸준히 하는 것은 물론 중요하다. 하지만 밀린 숙제처럼 하지는 않았으면 좋겠다. 삶의 소중한 휴식 시간과 맞바꾸지는 않았으면 좋겠다.

06
행복을 위해 필요한 37가지 요소

당신은 인생에서 가장 중요한 가치는 무엇이라 생각하는가? 돈? 친구? 가족? 꿈? 내가 생각하는 가장 중요한 가치는 '시간'이다.

> 시간은 인생의 동전이다. 시간은 네가 가진 유일한 동전이고, 그 동전을 어디에 쓸지는 너만이 결정할 수 있다. 네 대신 타인이 그 동전을 써버리지 않도록 주의하라.
> -칼 샌드버그(미국의 시인)

사람은 금전을 시간보다 중히 여기지만, 그로 인해 잃어버린 시간은 금전으로 살 수 없다.

-유대 격언

여러 명언에서도 할 수 있듯 우리의 시간은 한정되어 있고, 우리는 그 시간을 가장 효율적으로 사용해야 한다. 시간을 돈으로 환산해 1년에 만 원의 가치가 있다고 가정해 보자. 한 사람당 평생 80만 원을 쓸 수 있는 셈이다. 같은 80만 원을 투자하지만 어떤 사람은 그걸로 8만 원의 가치를 내기도 하고, 어떤 사람은 8백만 원의 가치를 만들어내기도 한다. 한정된 시간을 어디에 어떻게 투자하느냐에 따라 우리의 인생은 하늘과 땅 차이로 변하게 된다. 그럼 어디에 어떻게 투자하면 행복해질까?

이제는 자기계발 서적의 고전이 된《부의 추월차선》에서는 행복을 위해서는 3F가 필요하다고 했다. Family(가족, 관계), Fitness(건강), Freedom(자유). 이 세 가지가 충족되어야만 진정한 부자라 할 수 있고, 행복을 얻을 수 있다는 것이다.

아무도 없는 공간에서 인간은 행복을 느낄 수 없다. 마음의 부유함은 내가 사랑하는 가족들, 친구들에 둘러싸여 있을 때 얻는다. 아무리 고양이 같은 성향을 가진 사람이라도 계속 혼자인 게 좋은 사람은 없다. 항상 혼자인 게 좋은 사람은 사실 혼자인 게 좋은 게 아니다. 다른 사람에게서 인정받지 못하거나, 매력이 부족한 사람이기 때문에 혼자인 것을 선택한 것뿐이다.

아무리 부자라 해도 건강이 없다면 부를 누릴 수 없다. 병원에서 일하는 지인이 있다. 그 지인은 대기업 임원이나 회장님들이 입원한 VIP 병실을 드나드는 사람이다. 하루 입원 비용만 1백만 원이 넘는 곳이다. VIP 병실에 입원한 환자들 중에서는 회복 가능성이 없는 상태이거나, 일상생활이 불가능한 사람도 있다고 했다. 한 번은 그에게 이런 질문을 한 적이 있다.

"살고 싶을까, 그 사람들은? 내가 의식이 있었다면 그냥 품위 있는 죽음을 선택할 것 같아."

"나도 그런 생각 한 적 있거든? 근데 아니야. 사람은 행복의 절댓값을 처한 상황에 맞추며 살아가거든."

사람은 적응의 동물이라서, 행복의 최대치가 낮아지면 거기에 맞춰 적응한다는 것이다. 만약 내가 한 다리를 못 쓰게 된다면 당장은 불행하겠지만, 언젠가는 적응해 일상이 되는 날이 온다. '행복의 절댓값' 자체가 낮아져 버린 것이다.

아무리 병원 VIP실을 통째로 쓰는 회장님이라도, 휠체어에 앉아서 의식이 희미한 상태로 억만장자가 된들 무슨 의미가 있겠는가.

암에 걸려서 생사를 오갔던 사람에게는 얼마를 준다 해도 다시 그때로 돌아가지 않을 것이다.

운동은 건강을 유지하는 데 큰 도움을 준다. 일정 이상의 운동은 현대 의학으로도 치유할 수 없는 심각한 병들을 예방해 준다. 알츠하이머가 그렇다. 핀란드에서 1천5백 명을 대상으로 실시한 실험에 따르면, 주 2회 이상 운동하는 사람은 그렇지 않은 사람에 비해 알츠하이머에 걸릴 확률을 60% 이상 줄일 수 있다고 한다.

마지막 행복을 위한 조건은 자유다. 인간의 기본 심리 욕구는 끝없이 자유를 갈망한다. 내가 원하는 방식으로, 원하는 모습으로, 원하는 장소에서 자유롭게 살아갈 수 있는 것. 가기 싫은 회사로부터, 꼴 보기 싫은 직장 상사로부터, 돈으로부터 자유롭게 살기를 원한다.

시간을 아껴서 효율적으로 사용하며 3F를 충족한다면 우리는 최고로 행복한 인생을 보낼 수 있게 된다. 근육은 운동할 때 성장하는 것이 아니라, 쉬는 동안 성장한다. 기존 근육이 감당하기 힘든 부하를 주어 미세 손상을 만들고, 영양과 휴식을 통해 더 강한 근육으로 회복하는 것이 근육생성의 원리다. 근력 운동을 하다 보면 휴식의 중요성에 대해 간과하기 쉬운데, 운동 이상으로 휴식이 중요하다.

근육이 회복하는 데에는 연구, 체질 별로 차이가 있지만 보통 48시간으로 잡는다. 한 번 고강도의 운동을 하면 이틀은 쉬어야 한다는 것이다. 48시간 이내에 다시 운동을 하면 회복이 끝나지 않은 근육을 다시 사용하게 되므로 운동 효율이 떨어진다.

따라서 주 2회 운동할 때 최상의 집중력과 최고의 효율을 발휘할 수 있다. 무엇보다 주 2회 운동은 시간을 절약시켜 준다. 운동시간에는 개인차가 있지만, 헬스장에 가는 시간, 스트레칭하는 시간까지 합하면 2시간 정도는 걸린다. 그 시간이 1년, 2년 쌓이면 어떻게 될지 상상해 보라.

건강을 위해 운동한다면, 더더욱 주 2회가 맞다. 고강도의 근력 운동, 특히 복합 관절 운동(벤치프레스, 스쿼트, 데드리프트로 대표되는 3대 운동)은 강력한 집중력을 요구한다. 현대인들의 근육은 평소에 그 정도의 무게를 짊어질 일이 없으며, 운동을 할 때마다 엄청난 부하를 견뎌내야만 한다.

매일매일 3대 운동만 죽어라 하는데도 무게 잘만 는다는 사람도 있다.그래서 3대 운동만 6개월, 1년 한 사람이 종종 있을 것이다. 그러나 매일 3대 운동을 한계까지 밀어붙이면서 5년 이상 운동한 사람이 직업 운동인을 제외하면 몇이나 있을까?

앞서 얘기한 운동으로 인한 정신적인 효과는 대부분 주 2회 운동으로 유의미하게 얻을 수 있다. 어떤 책에서는 주 4회까지 운동하는 걸 추천하는데, 꼭 근력 운동만 고집할 필요는 없다. 목적에 따라 주 2회 근력 운동에 빨리 걷는 정도의 유산소 운동을 추가하는 정도로 최고의 효과를 얻을 수 있다.

시간을 아껴서 그동안 가족이나 연인, 친구들과 시간을 보내라.

사람이 성공하기 위해 가장 중요한 키가 있다면, 단연 운동과 독서일 것이다. 책은 역사에 이름을 남긴 천재들과 시공간을 뛰어넘어 친구가 될 수 있게 해준다. 최고의 효율로 운동하며 더 건강해지고, 운동의 긍정적인 효과는 다 누리며, 가장 중요한 가치인 시간도 아껴라. 최고의 인생이 된다.

07
'나는 세상에서 가장 중요한 사람이야'라는 개소리

　몸은 좋아지고 싶은데 일주일 168시간 중 2시간도 못 낸다는 건 말이 안 된다. 스스로를 한번 돌이켜 보자. 운동할 시간은 없다면서 친구도 만나고 연애도 하고 인스타도 하고 유튜브 영화 요약도 다 보면서 살지 않나? 그럼에도 불구하고 꼭 이렇게 얘기하는 사람이 있다.

"네가 내 상황이 안 돼 봐서 그러지."
"진짜 할 수 없는 사람도 있다고."
"헬스장 등록할 돈도 없고, 시간도 없어."

그럼 난 이렇게 얘기할 것 같다.

"너도 돈 벌어! 너도 시간 만들어! 다른 사람들은 돈이 남아돌고 시간이 쌔고 쌔서 운동하나?"

우리는 수없이 많은 자기합리화에 묻혀서 산다. 자기합리화는 일종의 방어 기제다. 예를 들어 나와 나이는 똑같지만 나보다 훨씬 부자인 사람이 있다고 치자. 90%의 사람들은 그 사람이 어떤 노력을 했는지, 어떤 힘든 과정을 거쳐 왔는지, 그에 비해 난 어떤 부분이 부족했는지 자신을 돌아보지 않는다. 고민하고 좋은 부분을 받아들여야 발전하는데, 그냥 '저 사람은 비겁한 방법을 썼을 거야. 탈세라든지. 뉴스를 보니 부자들은 다 뒤가 구리더라고.'라고 이상한 자기합리화로 끝내 버린다.

그렇게 해야 그와 나의 격차를 인정할 수 있는 것이다. 능력이 안되니 도덕적으로 흠집 내기라는 작전으로 맞선다. 일종의 자기 합리화다. 그렇게 쉽고 빠르게 값싼 위로를 받는다. 세상에는 너무 많은 정보들이 넘쳐나므로, 자기 합리화는 정보들을 효율적으로 처리하기 위한 나름의 방어라고 할 수 있다.

그러나 자기 합리화가 지나치면 자칫 에고 덩어리가 되어버릴 수 있다. '세 사람이 길을 가면 그 중 반드시 내 스승이 있다'라고 한다. 나보다 못한 사람에게도 배울 것이 있는데, 세상에는 당신보다 뛰어난 사람이 쎄고 쎘다. 항상 받아들이고, 배우려 하는 태도를 가져야 한다. 이건 운동뿐 아니라 인생 전반에 걸쳐 가져야 하는 태도다.

참고로 위에서 인용한 저 말, 시대의 석학인 공자가 한 말이다. 공자도 배울 게 있다는데, 다른 사람은 말해 무엇하겠는가? 자기합리화가 습관이 된 사람들은 이 책도 비판적으로 보기만 할 것이다.

"저자가 운동선수들만큼 몸이 좋은 것도 아니잖아?"

이 책은 운동선수들을 위한 책이 아니다. 선수 같은 몸을 만들고자 하는 사람을 위한 책도 아니다. 그런 논리라면 운동에 관한 책을 쓴 사람들은 국가대표 바디빌더밖에 없어야 한다.

"관련해서 학위가 있는 사람도 아닌데 믿어도 될까?"

나를 믿지 말고, 이 책에서 언급한 책의 저자들을 믿어라. 연구를 진행한 교수들과 과학적인 논문을 믿어라. 그들까지 의심하는 사람에겐 해줄 얘기가 없다. 의심꾼과 음모론자들은 지구가 둥글다는 것도 부정한다.

"일주일 두 번의 과학적인 근거가 부족하잖아?"

위에서 수많은 사례와 연구 결과로 입증했다. 부족하다고 느낀다면 언급한 책들을 한 번씩 읽어 봐라. 나에게 도움이 된 책이니 당신에게도 분명 도움이 될 거라 생각한다.

나에게 도움이 되는 부분은 받아들이고, 아니다 싶으면 걸러서 들으면 된다. 그렇게 좋은 정보, 나쁜 정보를 분류하는 능력이야말로 정보가 넘치는 현대 사회에서 필요한 능력이다. 이 책에 정 마음에 들지 않는 부분이 있다면, 도움이 되는 부분만 골라서 써먹으면 되지 않는가.

나도 한때는 비판하는 사고로 세상을 살았다. 돈을 벌고 싶은 건 속물들이나 그런 것이라 생각했다. 하지만 부와 명예, 섹스는 인간이라면 누구나 갖고 있는 욕망이다. 자연스러운 욕망을 부정하는 사람은 불행해질 가능성이 높아진다.

몇 가지의 계기로 지금은 마인드를 싹 뜯어고치고, 열린 사고로 세상을 바라보게 되었다. 돈이 좋고, 섹스가 좋다. 내가 돈 걱정을 하게 되지 않는 날, 내가 원하는 곳에서, 내가 원하는 시간에, 내가 원하는 형태로 작품을 만들어보고 싶다. 월 2백만 원을 벌던 나는 이제는 월 1천만 원을 번다. 내 욕망에 솔직해진 지금, 나는 훨씬 행복하다.

지금도 비판하며 사는 사람들에게 묻고 싶다. 그렇게 자위하면서 남는 게 무엇인가?

Chapter 08

좋은 몸은 방법이 아니라 실행에 있다

"헬스와 관련된 모든 스트레스에 안녕을 고하라."

01
헬스에서 가장 중요한 것 :
헬스장 가기

이 책을 쓰면서 걱정한 것은 단 하나다. 게으른 헬스에 대해 알면서도 끝끝내 따라하지 않을 수많은 독자들! 나는 앞서 주 2회 운동의 필요성과 그에 따른 효과, 하는 방법까지 충분한 설명을 했다고 생각한다. 그러나 운동을 실행에 옮기지 않는다면 이게 다 무슨 소용이겠는가?

운동을 빡쎄게 해 본 사람들은 주 2회 운동이 대체 뭐가 어렵냐고 생각할 수 있다. 하지만 운동을 안 해온 사람들에겐 헬스장에 가는 게 도살장에 끌려가는 것처럼 느껴진다. 나도 운동이 습관이 되기 전에는 하루 종일 헬스장에 갈까 말까 하는 고민이 꼬리에 꼬리를 물었다. 회사원이 아침에 일어나는 것과 마찬가지였다.

평일에 운동을 빠진 순간, 가장 많이 하는 생각은 주말에 보충해야겠다는 것이다. 당신이 평일에도 못 간 운동을 주말에 갈 거라고 믿는 그런 순진한 사람은 아니길 바란다.

누구나 학생 때 밀린 방학 숙제를 해 본 경험이 있을 것이다. 밀린 숙제를 하기 싫은 건 둘째 치고 그 방학 숙제가 80점이라도 받을 수 있을까? 70점이나 받으면 다행일 것 같지 않은가?

주중에 하지 못한 운동을 주말에 몰아서 하게 되는 순간, 운동의 질은 떨어진다. 설사 일요일에 운동을 잘 끝냈다고 해도 다음 월요일 운동을 빼먹게 되거나, 삶의 질이 폭락한다. 월요일 운동을 빼먹게 되면 또 몰리고 몰려 숙제처럼 운동을 하게 된다. 억지로 하는 일이 좋아지고, 습관이 될 수 있을 리 없다.

습관이 되기 위해선 이 악순환의 고리를 끊어버려야 한다. 주중에 운동을 못 갔다면, 주말에 보충하겠다는 생각 따윈 애초에 버려 버리는 게 낫다. 당장 운동 횟수를 채울 수 있을지 몰라도, 장기적으로 보면 운동 그 자체가 싫어지는 결과를 낳는다. 주말에 충분히 휴식을 취하고 다음 주부터 새로 시작하는 게 낫다.

꼭 운동을 가는 날을 정해놓자. 추천하는 건 월요일이다. 주말에 충분히 휴식을 취했으므로 에너지도 남아 있고, 월요일에 나가면 남은 4일 중 하루만 운동을 나가면 된다는 생각에 마음도 편안해진다. 화요일은 주말에 비축한 에너지가 소모된 상태라 월요일보다 더 피곤하게 느껴진다. 수요일에 첫 운동을 하면 이제 운동할 수 있는 날이 이틀밖에 남지 않은 상태가 된다. 운동이 끝나고 나서도 마음이 편하지 않다. 목요일에 첫 운동을 하면 남은 금요일은 무조건 나가야 하는 최악의 상황에 내몰리게 된다.

02
운동 습관 형성 꿀팁
Best 3

운동 습관이라는 게 단번에 만들기 쉽지 않다. 갈피를 잡지 못하고 방황하는 당신을 위해 운동 습관 형성 꿀팁 3개를 전해주려 한다.

첫 번째, 홈트레이닝에 의존하지 마라

홈트레이닝을 통해 몸을 멋지게 만든 사람은 얼마나 될까? 나는 헬스장에서 몸을 만드는 것보다 홈트로 몸을 만드는 것이 훨씬 어렵다고 생각한다. 홈트로 몸을 만드는 것에는 크게 두 가지 이유가 존재한다.

우선 홈트를 꾸준히 하는 게 어렵다. 집에서 시간 날 때 하면 될 것 같지만, 집에 있다는 것 자체가 운동 의욕을 떨어뜨린다. 대부분 사람에게 집은 휴식을 위한 공간이다. 회사에서는 마음 편히 휴식을 하려 해도 마음이 편하지 않은 것과 마찬가지다. 이도 저도 아니게 되어버리기 십상이다. 결국 미루고 미루다 내일, 내일모레, 주말이 되어 버린다. 주중에도 운동을 안 했던 사람이 주말에 운동을 할까?

그리고 홈트를 시작해도, 근육에 충분한 부하를 줄 강도를 뽑아내기 힘들다. 옆에 방금까지 누워있던 소파가 있고, 냉장고를 열면 맛있는 게 있는데 운동을 계속하고 싶을까? 거기다 홈트는 성장에 한계가 있다. 기본적으로 몸은 다루는 중량만큼 성장하는데, 헬스장만 한 중량을 가져다 놓고 홈트 하는 사람이 얼마나 될까?

두 번째, 자유 의지를 믿지 마라

나는 기본적으로 의지력이라는 것을 잘 믿지 않는다. 운동을 몇 번 빠지다 보면 이런저런 핑계만 는다. 결국 의지박약이라고 결론을 내린 후, 우울감에 빠지고 만다. 의지가 부족하다면, 자유 의지에 자신을 맡기지 말길 바란다.

우리는 아침마다 회사에 가는 걸 끔찍하다 말하지만, 매일 아침 전날 술을 얼마나 먹었든, 숙취로 머리가 깨질 것 같아도 출근길에 오른다. 자유의지가 아니기 때문이다. 내가 운동을 해야만 하는 환경으로 만들어라. 나도 계속 운동을 빼먹었을 때가 있었다. 나는 예치금 30만 원을 부모님께 입금하고, 운동을 빠질 때마다 3만 원씩 차감해달라고 했다. 자본주의의 힘은 엄청났다!

세 번째, 목표 설정을 높게 잡지 않는다

헬스 유튜버 겸 가수 종국이 형이 그런 말을 한 적이 있다. 인생은 한 장의 사진이 아니라 동영상이라고. 앞서 단거리 선수에서 내가 했던 말과 같다.

바디 프로필 날짜부터 잡아놓고 주 6번씩 운동에 나간다. 어떤 날은 오전 오후 나눠서 2차전까지 뛴다. 바디 프로필을 찍기까지 6개월간 프로선수인가 싶은 운동량을 소화한다.

대망의 바디 프로필을 촬영한 후, 운동은 쳐다도 보기 싫어져 버린다. 한동안 쉬다가 다시 운동을 시작하려고 하니 동기부여가 없을뿐더러, 다시 원상태로 돌아간 몸을 보며 운동을 아예 접어버리는 경우도 부지기수. 주변 바디 프로필을 찍은 사람들 중 종종 보이는 케이스다.

운동은 일주일에 6번 6개월 하고 6개월 쉬는 것보다, 일주일에 2번 1년간 꾸준히 나가는 게 더 좋아진다. 눈앞에 있는 산꼭대기만 바라보며 달리는 사람은 등산로 옆에 핀 아름다운 꽃과 경치를 즐기지 못한다. 운동은 당신이 인생이란 산을 등반하는 동안, 옆에서 든든하게 지지해주는 동반자다. 내일을 위해 오늘을 희생하는 삶을 살지는 않았으면 좋겠다.

03
헬린이가 지칠 때, 스스로 해봐야 할 질문

일주일에 5번씩 나가며 빠른 속도로 몸이 좋아지는 사람도 있다. 그런 사람을 보며 조급해하지 마라. 물론, 나도 당신과 같이 조급했었다. 왜 나는 가슴이 커지지 않을까? 왜 나는 엉덩이가 등까지 올라오지 않을까? 나는 타고난 인자약 체질인가? 조급해하면 조급해할수록, 더 먼 길을 돌아가게 될 수 있다. 그런 생각에 젖어 들 때, 한 번씩 스스로에게 질문해 보길 바란다.

Q 너무 목표를 높게 잡지 않았는가?

운동은 궁극적으로는 생활의 일부가 되어야 한다. 행복한 삶을 살아가는 데 도구로 이용해야 하는 게 운동이라는 것을 잊지 말았으

면 한다. 운동에 지배당하는 삶은 게으른 몸짱의 라이프 스타일이
아니다.

Q 너무 많이 운동하지 않았는가?

결국 중량 운동은 평소보다 많은 중량을 짊어지는 것이다. 일반인
들 입장에선 항상 회복을 염두에 두어야 한다. 부상을 열심히 운동
한 훈장처럼 여기는 사람들이 있다. 하지만 그건 내 몸을 돌보지 않
았다는 멍청이란 낙인일 뿐, 훈장이 아니다.

Q 헬스장에 한 번 가면 너무 오래 하지 않는가?

운동은 한 시간 반 이상 지속할 때 효율이 크게 떨어진다. 뿐만 아
니라 스트레스 호르몬인 코르티솔이 많이 분비되어 오히려 피로감
만 더하게 만든다. 코르티솔은 혈관 벽에 무리를 줘서 심혈관 질환
의 원인이 되기도 한다. 고강도의 운동이 오래 지속되면 운동이 아
니라 노동이 된다.

Q 100명 중 1등의 몸이 되고 싶어 하지 않는가?

처음부터 너무 큰 목표를 잡으면 의욕이 오히려 저하된다. 현실
적으로 이룰 수 있지만, 다소 어려운 목표가 가장 좋다. 그렇게 작은
퀘스트를 깨 나가야 도파민이 팡팡 나와 행복하게 운동할 수 있다.
100명 중 99등 몸을 가진 당신이 갑자기 1등이 되겠다는 건 현실성

이 없다. 일단 50등 몸을 목표로 운동해 보자. 50등 몸이 되면 그땐 20등 몸을 목표로 운동한다.

Q 헬스장이 너무 멀진 않은가?

헬스장은 무조건 가까워야 한다. 멀면 멀수록, 헬스장에 안 갈 확률과 비례한다고 보면 된다. 많은 이들이 가깝지만 시설이 별로인 헬스장과 멀지만 시설이 좋은 헬스장 사이에서 고민하곤 한다.

확실하게 정해주겠다. 만약 운동 경력이 1~3년 차라면, 가깝지만 시설이 별로인 헬스장을 선택한다. 운동 경력이 오래되지 않은 사람이라면 헬스장에 가는 것 자체가 벽이 된다. 일단 헬스장까지 가는 걸 1번으로 생각해야 한다.

운동 경력이 4년 차 이상이라면, 멀어도 시설이 좋은 헬스장으로 간다. 4년 차 이상부터는 어느 정도 운동 습관이 몸에 밴 상태다. 이때 매너리즘이 적이 된다. 매일 같은 머신, 같은 헬스장 분위기, 비슷하게 마주치는 사람들. 시설이 좋은 헬스장에 다니면 뇌가 새로운 자극을 느끼며 아드레날린이 솟아난다.

운동 경력 1~3년 차에게 가깝지만 시설이 별로인 헬스장을 선택하라는 것에는 한 가지 이유가 더 있다. 헬스장에 가면 다른 사람들의 몸을 보고, 자신의 서열을 파악하게 된다. 시설이 좋고 큰 헬스장엔 몸이 좋은 사람이 많을 확률이 높다. 주변에 너무 몸 좋은 사람들만 있으면 오히려 운동 의욕이 떨어질 수 있다. 나는 전교 200등인

데, 같은 반에 전교 1등부터 29등만 모여 있다면? 숨이 막힐 것 같지 않은가?

〈구경꾼〉
헬스장에 가는 건 스트레스를 받는 일이다.

〈게으른 헬스〉
헬스장에서 누구도 나에게 스트레스를 줄 수 없다.

운동을 하게 만드는 책이 되길

운동하다가 벽에 부딪쳤을 때 문제를 해결하고자 수많은 운동 관련 서적을 읽었었다. 책에는 대부분 스쿼트를 어떻게 하면 잘하는지, 분할법은 어떻게 하는지, 운동 프로그램은 어떻게 짜는지 등 기술과 관련된 내용이 들어있었다.

물론, 그런 책이 필요한 사람도 많을 것이다. 사실 나도 그러한 부분까지 적어보려 했다. 그러나 책의 양이 너무 방대해지고, 주제가 어긋나 자칫 목적과 맞지 않을까 우려되어 적지 않았다.

나는 좋은 운동 책이란 궁극적으로 '운동을 하게 만드는 책'이라 생각했다. 그래서 스스로 공부하고 체험하여 누구나 쉽게 운동을 할 수 있는 방법을 만들었다. 그게 '게으른 헬스'다. 과거의 나처럼 누군가 '운동을 하게 만드는 책'을 원할지도 모른다는 생각에 글을 적었다.

그 목적을 위해서 '주 5회 운동하는 사람은 멍청하다'와 같이 과격한 주장을 펼치기도 했고, 주 2회 운동하는 것이 유일한 해답인 것처럼 말하기도 했다. 여기까지 읽은 사람은 그런 주장들이 내가 진정 하고 싶은 말이 아니라는 것을 알고 있으리라 생각한다.

나는 이 책을 읽는 사람이 행복해지기 바란다.

"당신이 부자가 되고 싶다면, 가까운 3명을 부자로 만들어 주어라. 그럼 당신도 부자가 된다."

이 책을 읽는 사람들이 몸짱이 되어 행복해지면, 나도 행복해질 것이다. 나는 작년 4월부터 이 책을 쓰기 시작했다. 내가 1년이나 이 책에 매달린 건, 내 지식으로 많은 사람이 도움을 받으면 나에게도 도움이 돌아올 것이라는 믿음 때문이었다.

어쩌면 내가 말한 방식이 누군가에게는 맞지 않을 수도 있다. 나에게 맞는 방법이 다른 체질, 다른 습관을 가진 사람에게 모두 동일하게 적용되지 않을 수도 있다. 다만, 내가 말한 운동 방법으로 1년 이상 운동해보고, 스스로 지식이 많아지면 알아서 자신에게 맞는 방법으로 최적화하길 바란다. 이 책이 운동의 필요성을 느낄 수 있는 그런 책이 되었길 빈다.

이 책을 읽은 감상을 리뷰로 남겨 주면 다음 책을 쓸 때 큰 도움이 된다. 어떤 책이든 읽고 나서 그 내용을 곱씹으며 정리하는 과정을 거쳐야 한다. 그럼 책에서 얻은 지식은 휘발되지 않고, 머릿속에 오랫동안 기억된다. 당신의 리뷰도 읽어볼 테니, 나에게 하고 싶은 말을 리뷰로 적어도 좋다. 나한테도 도움이 되고, 당신에게도 도움이 되는 행위다. 나를 행복하게 만들어 주면, 당신도 행복해질 가능성이 올라간다. 선순환이다.

헬스를 하다 동기부여가 떨어질 땐 인스타그램에 머슬툰(@muscletoon23)을 검색해 보라. 글보다 쉬운 만화로 확실히 동기부여를 해 줄 테니까.

다시 한번, 이 책이 운동을 넘어 당신을 행복하게 만들어 주었으면 좋겠다. 진심으로, 진심으로 그러길 바란다.

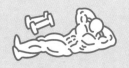

게으른 헬스

© 비컵남자(홍순천) 2024

초판 1쇄 발행 2024년 7월 1일

지은이　　비컵남자(홍순천)
펴낸이　　박성인

책임편집　강하나
마케팅　　김멜리띠나
경영관리　김일환
디자인　　Desig

펴낸곳　　허들링북스
출판등록　2020년 3월 27일 제2020-000036호
주소　　　서울시 강서구 공항대로 219, 3층 309-1호(마곡동, 센테니아)
전화 02-2668-9692　**팩스** 02-2668-9693
이메일　　contents@huddlingbooks.com

ISBN　　　979-11-91505-47-4(03510)

＊이 책은 허들링북스가 저작권자와의 계약에 따라 발행한 것이므로 무단 전재와 무단 복제를 금지
하며, 이 책의 전부 또는 일부 내용을 이용하려면 반드시 저작권자와 허들링북스의 서면 동의를 받
아야 합니다.
＊파본은 구입하신 서점에서 교환해드립니다.